Hans-Christoph Pape

Systemische Auswirkungen der Oberschenkelmarknagelung beim Schwerverletzten

Einfluß des Verletzungsmusters,
des Operationsverfahrens und -zeitpunktes

Mit 59 Abbildungen und 33 Tabellen

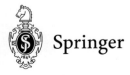

Springer

Reihenherausgeber
Professor Dr. Leonhard Schweiberer
Direktor der Chirurgischen Universitätsklinik München Innenstadt
Nußbaumstraße 20, D-80336 München

Professor Dr. Harald Tscherne
Medizinische Hochschule, Unfallchirurgische Klinik
Carl-Neuberg-Str. 1, D-30625 Hannover

Autor
Priv.-Doz. Dr. H.-C. Pape
Medizinische Hochschule, Unfallchirurgische Klinik
Carl-Neuberg-Str. 1, D-30625 Hannover

ISSN 0945-1382
ISBN 3-540-62837-1 Springer-Verlag Berlin Heidelberg New York

Die Deutsche Bibliothek – CIP-Einheitsaufnahme
[Der **Unfallchirurg / Hefte**] Hefte zur Zeitschrift „Der Unfallchirurg". – Berlin ; Heidelberg ; New York ; Barcelona ; Budapest ; Hongkong ; London ; Mailand ; Paris ; Santa Clara ; Singapur ; Tokio ; Springer.
Früher Schriftenreihe
Reihe Hefte zu: Der Unfallchirurg
Bis 226 (1992) u.d.T.: Hefte zur Unfallheilkunde
Pape, H.-C.: Systemische Auswirkungen der Oberschenkelmarknagelung beim Schwerverletzten: Einfluß des Verletzungsmusters, des Operationsverfahrens und -zeitpunktes / H.-C. Pape - Berlin ; Heidelberg ; New York ; Bacelona ; Budapest ; Hongkong ; London ; Mailand ; Paris ; Santa Clara ; Singapur ; Tokio : Springer, 1997
(Hefte zur Zeitschrift „Der Unfallchirurg" ; 264)
ISBN 3-540-62837-1

Dieses Werk ist urheberrechtlich geschützt. Die dadurch begründeten Rechte, insbesondere die der Übersetzung, des Nachdrucks, des Vortrags, der Entnahme von Abbildungen und Tabellen, der Funksendung, der Mikroverfilmung oder der Vervielfältigung auf anderen Wegen und der Speicherung in Datenverarbeitungsanlagen, bleiben, auch bei nur auszugsweiser Verwertung, vorbehalten. Eine Vervielfältigung dieses Werkes oder von Teilen dieses Werkes ist auch im Einzelfall nur in den Grenzen der gesetzlichen Bestimmungen des Urheberrechtsgesetzes der Bundesrepublik Deutschland vom 9. September 1965 in der jeweils geltenden Fassung zulässig. Sie ist grundsätzlich vergütungspflichtig. Zuwiderhandlungen unterliegen den Strafbestimmungen des Urheberrechtsgesetzes.

© Springer-Verlag Berlin Heidelberg 1997
Printed in Germany

Die Wiedergabe von Gebrauchsnamen, Handelsnamen, Warenbezeichnungen usw. in diesem Werk berechtigt auch ohne besondere Kennzeichnung nicht zu der Annahme, daß solche Namen im Sinne der Warenzeichen- und Markenschutz-Gesetzgebung als frei zu betrachten wären und daher von jedermann benutzt werden dürften.
Produkthaftung: Für Angaben über Dosierungsanweisungen und Applikationsformen kann vom Verlag keine Gewähr übernommen werden. Derartige Angaben müssen vom jeweiligen Anwender im Einzelfall anhand anderer Literaturstellen auf ihre Richtigkeit überprüft werden.

Umschlaggestaltung: Design & Production GmbH, 69121 Heidelberg
Satz: FotoSatz Pfeifer GmbH, 82166 Gräfelfing
SPIN: 10569763   24/3135 – 5 4 3 2 1 0 – Gedruckt auf säurefreiem Papier

Hefte zur Zeitschrift „Der Unfallchirurg"

Herausgegeben von:
L. Schweiberer und H. Tscherne

264

Springer
*Berlin
Heidelberg
New York
Barcelona
Budapest
Hongkong
London
Mailand
Paris
Santa Clara
Singapur
Tokio*

Gewidmet meinen Eltern und Claudia

Inhaltsverzeichnis

1	**Einleitung**	1
1.1	Der polytraumatisierte Patient	1
1.1.1	Definition	1
1.1.2	Ethisch-soziale und ökonomische Aspekte	1
1.1.3	Bedeutung des Organversagens nach schwerem Trauma	2
1.2	Operative Frakturversorgung des Oberschenkelschafts	3
1.2.1	Isolierte Schaftfraktur: Operationsverfahren und -zeitpunkt	3
1.2.2	Die Oberschenkelschaftfraktur im Rahmen des Polytraumas	4
1.3	Komplikationen nach Marknagelung – Literaturübersicht	4
1.3.1	Geschichtlicher Überblick	4
1.3.2	Tierexperimentelle Ergebnisse	6
1.3.3	Klinische Studien	7
2	**Stand der Forschung: Pathogenese pulmonaler Komplikationen nach Markraumbohrung und schwerem Trauma**	9
2.1	Femur: Physiologische und biochemische Grundlagen	9
2.1.1	Zusammensetzung und Verteilung des Markraumfetts	9
2.1.2	Femorale Gefäßversorgung	10
2.2	Lokale pathogenetische Auswirkungen der Markraumbohrung	14
2.2.1	Intramedullärer Druck	14
2.2.2	Intravasation von Markraumfett: Quantitative Betrachtungen	15
2.3	Pulmonale Reaktion einer Embolisierung: Physiologische Grundlagen	17
2.3.1	Pulmonales Gefäßsystem	17
2.3.2	Reaktionsmöglichkeiten der Lunge auf akute Embolisierung	17
2.4	Intraoperative pulmonale Embolie: Literaturübersicht pathogenetischer Mechanismen	22
2.4.1	Nachweis der Einschwemmung von Knochenmarkfett	25
2.4.2	Traumabedingte Einflüsse pulmonaler Reaktionen	26
2.5	Das Fettemboliesyndrom: Posttraumatische Komplikation	28
2.5.1	Geschichtlicher Überblick	28
2.5.2	Epidemiologie und klinische Symptomatik	29
2.5.3	Pathogenese	30
2.6	Das ARDS: Posttraumatische Komplikation	31
2.6.1	Pathogenese	31
2.7	ARDS und Fettemboliesyndrom: Synonym?	35

3	Ziel der Untersuchung und Fragestellung	37
4	**Pulmonale Komplikationen bei Schwerverletzten nach Marknagelung des Oberschenkels: Retrospektive Untersuchung**	38
4.1	Einleitung	38
4.2	Material und Methoden	38
4.2.1	Definitionen	38
4.2.2	Patientenauswahl	39
4.2.3	Gruppeneinteilung	39
4.3	Statistik	40
4.4	Ergebnisse	40
4.5	Diskussion	45
5	**Pathogenese der Lungenfunktionsstörung nach Aufbohrung des Oberschenkelmarkraums: Tierexperimentelle Untersuchungen**	52
5.1	Einleitung	52
5.1.1	Das Staubsche Schafmodell	52
5.1.2	Transkapillärer Flüssigkeitstransport und Ödemformen	53
5.2	Material und Methodik	55
5.2.1	Versuchsbedingungen	55
5.2.2	Instrumentation	55
5.2.3	Versuchsparameter	60
5.2.4	Zeitablauf	64
5.3	Statistik	66
5.4	Ergebnisse	66
5.4.1	Gruppenverteilung	66
5.4.2	Vergleich der Gruppe $SL_{B(AO)}$ mit Gruppe $B_{(AO)}$	67
5.4.3	Vergleich der Gruppe $SL_\emptyset$ mit Gruppe $SL_{B(AO)}$, Gruppe $SL_{B(Bio)}$, Gruppe $SL_{B(How)}$	72
5.4.4	Vergleich der Gruppe $SL_{B(AO)}$ mit Gruppe SL_{un}	74
5.5	Diskussion	78
6	**Pulmonale Veränderungen bei Marknagelung des Oberschenkels mit und ohne Markraumbohrung: Prospektive klinische Studie**	88
6.1	Einleitung	88
6.1.1	Der AO-Solidnagel	88
6.2	Patientenkollektiv und Methodik	90
6.2.1	Definitionen und Einschlußkriterien	90
6.2.2	Prinzipien der klinischen Erstversorgung	90
6.2.3	Gruppeneinteilung und Meßzeitpunkte	91
6.2.4	Parameter	91
6.3	Statistik	93
6.4	Ergebnisse	93
6.5	Diskussion	96

7	Integration der Ergebnisse in die Strategie der Versorgung polytraumatisierter Patienten	102
8	Zusammenfassung	107
9	Literatur	109

Sachverzeichnis 121

Farbtafeln 125

Abkürzungsverzeichnis

AIS	Abbreviated Injury Scale	KO	Körperoberfläche
ANV	akutes Nierenversagen	LDH	Laktatdehydrogenase
AO	Arbeitsgruppe für Osteosynthesefragen	LK	Lungenkontusion
		MOV	Multiorganversagen
AP	mittlerer arterieller Druck	MVP	mikrovaskulärer Druck
ARDS	Adult Respiratory Distress Syndrome	NAG	N-Acetylglukosaminidase
		NEF	Notarzteinsatzfahrzeug
ASIF	Association for the Study of Internal Fixation	OS	Oberschenkel
		OSMN	Oberschenkelmarknagelung
BAL	bronchoalveoläre Lavage	PaO_2	arterieller Sauerstoffpartialdruck
CL	Chemilumineszenz		
CLPM	Chemilumineszenz Peak Maximum	(PaO_2/FiO_2)	Horovitz-Quotient
CPAP	kontinuierlicher positiver Atemwegsdruck	Pap	mittlerer pulmonalarterieller Druck
CRP	C-reaktives Protein	Paw	pulmonalarterieller Wedgedruck (Verschlußdruck)
DIC	disseminierte intravasale Gerinnung	PCWP	pulmonalkapillärer Verschlußdruck
ET	Endotoxin		
ETC	Early Total Care	PEEP	positiv endexspiratorischer Druck
EVWL	extravaskuläres Lungenwasser		
FES	Fettemboliesyndrom	PGE_2	Prostaglandin E_2
FFS	freie Fettsäuren	$P_{max.\,insp.}$	maximaler inspiratorischer Druck
FiO_2	inspiratorische Sauerstoffkonzentration		
		PMNL	polymorphkerniger neutrophiler Leukozyt
HI	Herzindex		
HTI	Hospital Trauma Index	PTS	Poly-Trauma-Schlüssel Hannover
HTI/ISS	Injury Severity Score (nach Hospital Trauma Index)		
		PVR	pulmonalvaskulärer Widerstand
HZV	Herzzeitvolumen		
ICR	Interkostalraum	QL	pulmonale Lymphflußmenge
IL1	Interleukin 1	Qs/Qt	pulmonales Shuntvolumen
ISS/AIS	Injury Severity Score (nach Abbreviated Injury Scale)	REA	Reanimation
		SVR	systemisch-vaskulärer Widerstand
KG	Körpergewicht		

TG	Triglycerid
TNF	Tumornekrosefaktor
TxB$_2$	Thromboxan B$_2$
ZVD	zentralvenöser Druck

1 Einleitung

1.1
Der polytraumatisierte Patient

1.1.1
Definition

Unter dem Begriff „Polytrauma" wird eine Kombination von Verletzungen von mindestens 2 Körperregionen verstanden, von denen eine oder die Summe aller Verletzungen lebensbedrohlich ist [279].

1.1.2
Ethisch-soziale und ökonomische Aspekte

Der Versorgung schwerverletzter Patienten kommt aus verschiedenen Gründen eine besondere Bedeutung zu. Im Vergleich zu anderen Krankheitsursachen, wie z.B. „maligne Erkrankung" oder „kardiovaskuläre Erkrankung", ist ein Todesfall nach schwerem Trauma mit einem mehr als 3fach höheren Verlust an Lebensjahren vergesellschaftet (Abb. 1) [235]. Der Senkung der Letalität nach schwerem Trauma kommt deshalb neben der ethischen Verantwortung auch eine ökonomische Bedeutung zu. Voraussetzung hierfür ist die Möglichkeit einer adäquaten Wiedereingliederung in den Sozial- und Arbeitsprozeß.

Die Bemühungen der letzten Dekaden hinsichtlich einer Verbesserung der Behandlungsergebnisse haben deutliche Fortschritte gezeigt. So fanden wir in einem Vergleich von 2 Kollektiven des eigenen Krankengutes zwischen 1972–81 und 1982–91 eine Senkung der Letalität von 40% auf 22% [228]. Nachuntersuchungen zeigten, daß eine *vollständige Reintegration* nach Polytrauma ein *realistisches Therapieziel* darstellt: Limitierende Faktoren der Therapie waren ein hohes Alter sowie das Vorhandensein eines schweren Schädel-Hirn-Traumas. Die Nachuntersuchung

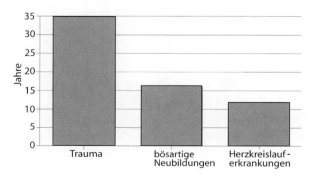

Abb. 1. Verlust an Lebensjahren pro Todesfall [235]

zeigte, daß 64,3% der vormals polytraumatisierten Patienten zum Zeitpunkt der Nachuntersuchung arbeitsfähig waren (Minderung der Erwerbsfähigkeit im rentenrechtlichen Sinn unter 20%). In bezug auf Extremitätenverletzungen kam es bei 79,9% (n = 304) zu einer Ausheilung ohne dauerhafte Funktionseinschränkungen [229]. Eine optimale Versorgung dieser Schwerverletzten von der Rettung bis hin zur Rehabilitation ist somit nicht nur aus ethischer und ärztlicher Sicht zu fordern, sondern auch aus gesundheitspolitischer Sicht sinnvoll. Die hohe Erfolgsquote rechtfertigt auch die hohen Kosten, mit denen eine adäquate Rettung, Initialversorgung, operative und intensivmedizinische Versorgung einhergehen [97].

Limitierende Faktoren des Behandlungserfolges nach schwerem Trauma sind insbesondere Komplikationen im intensivmedizinischen Verlauf, d.h. die Entwicklung eines posttraumatischen Organversagens (posttraumatisches Lungenversagen, multiples Organversagen), die mit hoher Letalität vergesellschaftet sind. Werden diese Komplikationen überlebt, so ist die Langzeitprognose der überlebenden Patienten wiederum außerordentlich günstig. Nur bei 10,5% der Patienten nach schwerem Thoraxtrauma oder ARDS war anhand von Lungenfunktionstests eine Ventilationsstörung überhaupt meßbar [229]. Ähnlich positive Ergebnisse wurden von anderen Autoren berichtet [270]. Vor diesem Hintergrund erscheint es bedeutsam, pulmonale Komplikationen im Hinblick auf ihre hohe Letalität in der initialen intensivmedizinischen Phase zu vermeiden. Auf die besondere Bedeutung der Frakturversorgung für die Lungenfunktion soll in der vorliegenden Arbeit eingegangen werden.

1.1.3
Bedeutung des Organversagens nach schwerem Trauma

In den letzten Jahrzehnten haben sich die Todesursachen nach schwerem Trauma entscheidend gewandelt. An der Spitze steht heute ein irreversibles, therapieresistentes Versagen innerer Organe (multiples Organversagen, MOV). Mit steigender Anzahl sequentiell versagender Organe wächst das Letalitätsrisiko (Abb. 2).

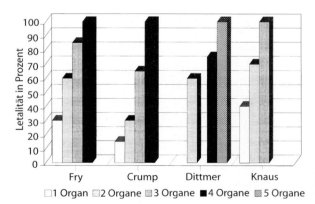

Abb. 2. Abhängigkeit der Letalität des Organversagens von der Anzahl versagender Organe

Tabelle 1. In der Sequenz des Organversagens stellt die Lunge das „Triggerorgan" dar

Autoren	1. Organ	2. Organ	3. Organ	4. Organ
Baue (1975) [13]	Lunge	Niere	Leber	Darm
Fry et al. (1980) [75]	Lunge	Leber	Darm	Niere
McMenamy et al. (1981) [151]	Lunge	Leber	Herz	
Goris et al. (1985) [84]	Lunge	Leber	Herz	
Cerra (1987) [40]	Lunge	Leber	Niere	
Border (1988) [29]	Lunge	Herz	Leber	Darm

Stellenwert der Lunge in der Organversagenssequenz
Der Lunge kommt im Rahmen der Entwicklung eines MOV eine entscheidende Bedeutung zu. Diese besteht zum einen darin, daß die Lunge regelhaft als erstes Organ versagt. Zum anderen ist das Lungenversagen als Wegbereiter, gleichsam als conditio sine qua non („Triggerorgan"), für die Funktionsstörung anderer Organe anzusehen (Tabelle 1). Faist [69] formuliert den Zusammenhang recht eindeutig: „There is no MOF without ARDS".

Die Prophylaxe bzw. Therapie eines Organversagens der Lunge ist von zentraler Bedeutung für die Vermeidung des MOV [195]. Zahlreiche Autoren berichten übereinstimmend, daß neben den intensivmedizinischen Maßnahmen insbesondere die zeitlich abgestimmte und adäquate Versorgung von Frakturen hinsichtlich der Vermeidung eines Organversagens eine wesentliche Rolle spielt. Dies gilt insbesondere für die Versorgung von Frakturen der langen Röhrenknochen, d.h. des Oberschenkels [24, 84, 112, 277]. Allerdings bestehen erhebliche Kontroversen in bezug auf die Versorgungsart und den Versorgungszeitpunkt bei speziellen Situationen (Verletzungsschweregrad und -verteilung).

1.2
Operative Frakturversorgung des Oberschenkelschafts

1.2.1
Isolierte Schaftfraktur: Operationsverfahren und -zeitpunkt

Die Frakturversorgung des Oberschenkelschafts hat in den letzten 100 Jahren eine stürmische Wandlung erfahren. Grundsätzlich kann festgestellt werden, daß die operative Therapie eine Reduktion der langen Ausheilungszeiten des konservativen Vorgehens ermöglicht hat. Insbesondere stellte die Entwicklung der geschlossenen Marknagelung durch Küntscher einen Meilenstein in der Versorgung der Femurfrakturen dar [130]. Nachdem dieses Verfahren zunächst nur auf einfache Frakturformen anwendbar war, hat sich aufgrund der Weiterentwicklung der Implantate und Techniken das Indikationsspektrum erheblich erweitert. Als vorteilhaft werden insbesondere die Möglichkeit der frühen Belastung sowie eine geringere Refrakturrate im Vergleich zur Plattenosteosynthese angesehen [28, 36, 124, 290, 300].

Der günstigste Zeitpunkt der Frakturversorgung wurde auch bei isolierten Frakturen heftig diskutiert. Berichten der 60er und 70er Jahre zufolge sollte eine Oberschenkelmarknagelung möglichst sekundär durchgeführt werden, um präoperativ Zeichen eines Fettemboliesyndroms klinisch erkennen zu können [89, 297]. Smith

[251] empfahl eine Verzögerung des Operationszeitpunktes bis zum 10. bis 14. Tag post Trauma, da seiner Ansicht nach dadurch eine raschere Heilung der Fraktur erfolgen sollte. Zu ähnlichen Ergebnissen kam Wilber [298]. Allerdings fanden andere Autoren in der Folge gegenteilige Ergebnisse [183]. Nach dem heutigen Verständnis stellt die Verzögerung der Versorgung eher einen Nachteil dar. Insbesondere ist die verlängerte Hospitalisierung bei Sekundäroperation ein Risiko hinsichtlich infektiöser Komplikationen (lokal und pulmonal), so daß die primäre Marknagelung gefordert wird [89, 139, 300].

1.2.2
Die Oberschenkelschaftfraktur im Rahmen des Polytraumas

Die posttraumatischen pathogenetischen Veränderungen einer isolierten Oberschenkelfraktur sind mit denjenigen bei Polytrauma und begleitender Femurfraktur nicht zu vergleichen. Eine Oberschenkelfraktur stellt als solche schon eine schwere Verletzung dar (Blutverlust 2–3 l). In Verbindung mit weiteren Verletzungen bzw. Blutungen ist die Gefährdung hinsichtlich Schockfolgeerkrankungen (ARDS, MOV) deutlich erhöht.

Eine differenzierte Frakturversorgung bei Polytrauma ist im wesentlichen erst möglich, seit eine adäquate postoperative intensivmedizinische Therapie besteht [249, 277, 287 b]. In der angloamerikanischen Literatur wird die primäre Versorgung von Frakturen langer Röhrenknochen als eines der wesentlichen Prinzipien postuliert [83, 112]. Bone beschreibt, daß insbesondere diejenigen Patienten mit höherer Verletzungsschwere von der frühen Versorgung langer Röhrenknochen profitieren [24]. Dieses Prinzip soll auch für die Patienten mit begleitendem Thoraxtrauma gelten [280]. Es ist anzumerken, daß in den oben zitierten Studien über den Versorgungszeitpunkt vielfach die Versorgungsart außer acht gelassen wurde.

Unserer Ansicht nach stellt die intramedulläre Versorgung des Femurs im Rahmen des Polytraumas wiederum einen Sonderfall dar, was anhand der in dieser Arbeit aufgeführten Studien belegt werden soll.

1.3
Komplikationen nach Marknagelung – Literaturübersicht

1.3.1
Geschichtlicher Überblick

Schon Küntscher berichtete in mehreren Publikationen über intraoperative kardiovaskuläre Komplikationen bei Oberschenkelmarknagelung. Insbesondere wurden Blutdruckabfälle sowie Arrhythmien bis zum Herzstillstand beobachtet. Die histologische Aufarbeitung der Lunge Verstorbener zeigte deutliche Hinweise für eine pulmonale Fettembolie [131]. Selbst ohne das Wissen um pathogenetische Veränderungen und operationsbedingte Einflüsse (Schockfolgeerkrankungen wie ARDS und MOV, Mediatorenfreisetzung) erscheinen die von ihm formulierten Empfehlungen heute noch gültig und aktuell. Die Problematik der akuten Fetteinschwemmung war Küntscher [131] bewußt; er hat sie dementsprechend gefürchtet:

1.3 Komplikationen nach Marknagelung – Literaturübersicht

Das Mark ist ein zäher Brei, der Zeit braucht, den Nagel entlang zum Führungsloch herauszufließen...

*Der Marknagel darf daher stets nur **langsam eingeschlagen** werden. Nach einigen Hammerschlägen ist eine Pause von einigen Sekunden einzulegen.*

Auch beschreibt er schon, daß beim instabilen Patienten besondere Vorsicht geboten ist:

*Schließlich ist es wohl selbstverständlich, daß eine Marknagelung niemals vorgenommen werden kann, wenn bereits als Folge eines Traumas Zeichen einer **Fettembolie**, wie Benommenheit, Fieber usw. vorhanden sind.*

Er gibt 4 Maßnahmen zur Verhütung einer Fettembolie an:

1) **Nicht nageln**, wenn Zeichen einer **Fettembolie** vorhanden sind. Vorsicht vor allem bei Oberschenkelbrüchen und multiplen Frakturen sowie ausgedehnten Weichteilverletzungen.
2) **Niemals sofort nageln**, sondern immer einige Tage abwarten.
3) **Langsames Einschlagen** des Nagels und Einlegen von Pausen nach einer Serie von Hammerschlägen, damit das Mark auch Zeit hat, herauszufließen.
4) Beim Femur **Aufweiten des Einführungsloches** mit dem Aufreiber, damit das Mark austreten kann.

Er gab die Empfehlung, bei auch nur geringen Anzeichen kardiovaskulärer Störungen sofort den Aufbohrvorgang abzubrechen, wenn nicht gar die Operation [131]. Weitere Beispiele unerwarteter letaler Komplikationen oder pulmonaler Zwischenfälle wurden bekannt: Peltier zitiert 16 Todesfälle aus der Literatur und beschreibt einen weiteren aus der eigenen Erfahrung [209]. Rückert beschreibt in einer Literaturzusammenstellung 27 tödliche Fettembolien bei 752 Oberschenkelmarknagelungen (3,6 %) [237]. Pahuja beschreibt ein Fallbeispiel eines tödlichen Ausgangs nach Marknagelung einer pathologischen Femurfraktur [184].

Von der akuten intraoperativen Fettembolie ist das Krankheitsbild des „Fettemboliesyndroms" zu trennen, das unten näher beschrieben ist. Magerl et al. [146] definierten verschiedene Risikogruppen bei Traumapatienten, bei denen erfahrungsgemäß eine Fettembolie droht:

1. Schwere kombinierte Verletzungen
2. Serienrippenbrüche
3. Schwere Beckenbrüche
4. Femur- oder Tibiaschaftbrüche
5. Schwere Schädel-Hirn-Traumen
6. Ausgedehnte Weichteilverletzungen
7. Verletzungen mit schweren Schockzuständen
8. Ausgedehnte Verbrennungen

In einer weiteren Synopsis der Fettembolie diskutiert Wehner diese Probleme eingehend. Er fand im eigenen Krankengut der Universitätsklinik Leipzig in 7 Jahren bei 1106 Knochenoperationen 5 Todesfälle (0,5 ± 0,2 %), bei denen eine Fettembolie als beteiligt angenommen wurde [288]. Bei isolierter Betrachtung der Oberschenkelmarknagelungen (n = 497) zeigte sich, daß 4 der tödlichen Fettembolien in dieser

Gruppe enthalten sind (0,8 ± 0,4%). Seiner Ansicht nach ist eine wesentliche klinische Relevanz nicht gegeben, wenn man diese Inzidenz auf die allgemeine Inzidenz einer Fettembolie nach Trauma bezieht. Letztere siedelt er mit 1,1 ± 0,1 % an. Er zieht deshalb die Schlußfolgerung:

> Wir können den Einwand einer statistisch erhöhten fettembolischen Gefährdung durch die Küntschernagelung statistisch einwandfrei widerlegen...

Allerdings grenzt er ein:

> Das bedeutet nicht, daß die Marknagelung in seltenen Fällen nicht Ursache einer Fettembolie sein könnte. [288]

Auch Gossling u. Pellegrini [85] kommen nach einer ausgiebigen Synopsis über Epidemiologie der Fettembolie zu einer insgesamt günstigen Beurteilung des Operationsverfahrens:

> These acute phase changes in their most fulminant form, resulting in death from acute cor pulmonale, are a very rare clinical manifestation of fat embolization in man.

Die seit kurzem gehäufte Zahl klinischer Beobachtungen perioperativer Komplikationen hat die Diskussion wieder neu entfacht [102, 265–267, 290]. Pell beschreibt einen tödlichen Ausgang mit paradoxer Embolie bei offenem Foramen ovale [206] sowie über den Nachweis weiterer Embolisationen bei Tibia- und Femurfrakturen [207]. Diese Untersuchungen gründen sich auf Studien von Wenda [290, 292]. Vor dem Hintergrund dieser Berichte erscheint eine Synopsis der in der Vergangenheit durchgeführten tierexperimentellen Untersuchungen sinnvoll.

1.3.2 Tierexperimentelle Ergebnisse

Standardisierte Untersuchungen der Auswirkung einer Markraumbohrung beschrieb als erster Danckwardt-Liljeström [49]. Wesentliche Erweiterung erfuhren diese Studien dann durch die Entwicklung und Beschreibung eines standardisierten Großtiermodells im Schaf durch Stürmer. In einer Reihe von Publikationen wies er systematisch die Komplikationsmöglichkeiten einer Markraumbohrung nach. Dies betrifft sowohl die Untersuchung der bohrungsbedingten intramedullären Druckentwicklung, als auch hierdurch resultierende lokale und systemische Komplikationen; auf die Studien wird in den entsprechenden Kapiteln näher eingegangen werden [265–267].

Reikeras et al. untersuchten im Hundemodell die akuten Auswirkungen einer retrograden Oberschenkelaufbohrung auf kardiopulmonale Parameter. Innerhalb von 5 min nach Aufbohrung traten akute Abfälle des systemischen Blutdrucks bei unverändertem Herzzeitvolumen auf. Sie versuchten, diese Phänomene durch eine periphere Vasodilatation zu erklären, die einen Abfall des Pulmonalarteriendrucks bedingte. Differenziertere Verlaufsbeurteilungen sind nicht möglich, da nur 3 Meßzeitpunkte vorliegen. Außerdem wurde der Markraum retrograd mittels eines starren, lediglich 3,5 mm Durchmesser umfassenden Bohrers aufgebohrt, so daß die Entwicklung eines größeren intramedullären Druckanstiegs nicht zu erwarten ist [232].

Manning versuchte, das Ausmaß einer Fettembolisation bei frakturierten und nicht frakturierten Femora im Hundemodell zu quantifizieren. Er fand signifikant höhere Fettspiegel bei den Tieren mit intaktem Femur, was er auf ein höheres Potential einer Fettausschwemmung durch das intakte Markrohr zurückführte [147].

Im weiteren Verlauf gelang es Nerlich et al. [168] und Regel et al. [224], einen pulmonalen Schaden im Tiermodell nachzuweisen. In ihrem Modell führten sie eine experimentelle Fettinfusion mit homologem intravenösem Markraumfett durch und konnten sowohl einen Anstieg des pulmonalarteriellen Drucks, als auch eine transiente pulmonale Permeabilitätsänderung nachweisen.

Der Zusammenhang zwischen Oberschenkelmarknagelung und pulmonaler Embolisierung wurde von Wenda et al. in einer Serie vielbeachteter Untersuchungen nachgewiesen. Echokardiographisch ließ sich bei Patienten während und nach der Aufbohrphase die Embolisierung echodichter Partikel verschiedener Größe in die Lunge nachweisen. Im Hundemodell konnte er zeigen, daß sich Thromben schon in der V. cava nachweisen lassen. Er isolierte gemischte, aus Fett und Plättchenaggregaten bestehende Thromben von bis zu 3 cm Länge. Die histologische Aufarbeitung der Lungenpräparate bestätigte die Embolisierung in die pulmonale Strombahn [290, 292].

Wozasek führte einen Akutversuch mit geschlossener Marknagelung von Femur und Tibia durch. Auch er fand einen Anstieg des pulmonalarteriellen Drucks. Eine Änderung der pulmonalen Permeabilität fand sich bei zusätzlich vorhandenem Blutungsschock. Auch diese Ergebnisse werden später näher diskutiert [301, 302].

1.3.3
Klinische Studien

Die größte Studie, welche die Auswirkungen einer Frakturversorgung des Oberschenkels unter Berücksichtigung 1. des Patientenalters, 2. des Operationszeitpunktes, 3. der Gesamtverletzungsschwere sowie 4. verschiedener Komplikationen behandelt, ist die Sammelstudie der Arbeitsgemeinschaft für Osteosynthesefragen [62]. Bei der Analyse der Daten von insgesamt 1127 Patienten mit Oberschenkelschaftfrakturen wurden potentielle negative Auswirkungen der Oberschenkelversorgung auf die Lunge deutlich. Bei Betrachtung der Summe aller Komplikationen, ungeachtet des Alters, war insgesamt eine primäre Oberschenkelversorgung (8,1 % Komplikationen) signifikant günstiger als eine sekundäre Versorgung (16 % Komplikationen). Schlüsselte man jedoch bezüglich des Alters und des Operationszeitpunktes auf, so wurde eine höhere Inzidenz pulmonaler Komplikationen gerade in der Gruppe der unter 30jährigen auffällig, wenn primär operiert wurde (4,5 % pulmonale Komplikationen bei Primär-, und 2,7 % pulmonale Komplikationen bei Sekundäroperation). Dies erscheint gerade deshalb bemerkenswert, weil insbesondere jüngere Patienten als „lungengesund" gelten, d.h. eine zusätzliche Belastung besser tolerieren müßten. Die Autoren ziehen aus dieser Studie sowie aus 2 unerwarteten Todesfällen durch Fettembolie nach primärer Oberschenkelmarknagelung die Schlußfolgerung, daß eine primäre Oberschenkelmarknagelung als obsolet gelten muß.

Es ist bekannt, daß eine schwere Thoraxverletzung selbst zu pulmonalen Komplikationen führen kann. Deshalb ist aus heutiger Sicht nachteilig, daß das Ausmaß der thorakalen Verletzungsschwere bei der Auswertung der genannten Studie nicht berücksichtigt wurde. Ebenso ist die Art der „pulmonalen Komplikationen" unklar, da unter diesem Terminus sowohl die Fettembolie, die Schocklunge und die Pneumonie subsumiert wurden. Auch wird nicht eindeutig klargelegt, ob es sich bei allen Operationen des Femurs um Marknagelungen handelte [62].

Weitere Berichte über „Lungenkomplikationen bei Oberschenkelmarknagelung" finden sich bei Schüller [246]. Hier wird ausschließlich über Patienten mit Oberschenkelmarknagelung berichtet. Es wird zwischen isolierter Fraktur und Mehrfachverletzung, zwischen primärer und sekundärer Marknagelung differenziert, und ebenso werden 2 Gruppen hinsichtlich des Vorhandenseins eines Thoraxtraumas gebildet. Bei 23 Polytraumatisierten ohne Thoraxverletzung war 3mal eine „kritische Hypoxämie" und 3mal ein „Schocklungensyndrom" zu verzeichnen (12%). Alle Patienten überlebten. Bei 10 Polytraumata mit Thoraxtrauma hatte 1 Patient eine Hypoxämie und 5 Patienten (50%) hatten ein Schocklungensyndrom. Einschränkend muß auch bei dieser Studie berücksichtigt werden, daß der Schweregrad des Thoraxtraumas nicht definiert wurde, daß keine klinischen Angaben (Rippenfrakturen etc.) existieren und daß in den Einschlußkriterien der Operationszeitpunkt nicht berücksichtigt wurde ($2/3$ aller Patienten wurden in den ersten 5 Tagen operiert, lediglich 17 Patienten innerhalb 24 h nach dem Trauma) [246]. Somit ist zwar auch in dieser Studie ein Trend nachweisbar, das Studiendesign ist aber ebenfalls unvollständig und die Ergebnisse angreifbar.

Obertacke wies anhand serieller BAL nach, daß auch schon bei isolierter Femurfraktur nach OSMN eine erhöhte Kapillarpermeabilität der Lunge nachweisbar ist. Diese mit nunmehr deutlich sensibleren Methoden gewonnenen Daten scheinen den Nachweis auch subklinischer Störungen, d. h. solcher, die noch nicht unmittelbar mit einer pulmonalen Verschlechterung einhergehen, zu erlauben [176].

Im Rahmen einer prospektiven Polytraumastudie zeigten Nast-Kolb et al. erstmals eindeutig eine erhöhte Rate pulmonaler Komplikationen nach primärer Femurmarknagelung in Verbindung mit präexistenter LK auf. 7 von 9 polytraumatisierten Patienten mit Thoraxtrauma entwickelten ein respiratorisches Versagen (4 Patienten verstorben), während von 11 Patienten ohne Thoraxtrauma nur 3 ein respiratorisches Versagen entwickelten (kein Patient verstarb). Hinsichtlich der Vergleichbarkeit der Gruppen ist anzumerken, daß in der Thoraxtraumagruppe 6 von 9 Patienten sekundär oder gar nicht operiert wurden, während in der Gruppe ohne Thoraxtrauma alle 11 Patienten operiert wurden (die Hälfte primär). Eine Versorgung mittels Plattenosteosynthese ging ebenfalls mit in die Untersuchung ein. Diese Studie ist somit die erste, die genauere Angaben bezüglich der Auswirkungen des Operationstraumas durch die OSMN erlaubt. So fanden die Autoren eindeutige perioperative Anstiege verschiedener Mediatoren, wie z.B. Elastase, Laktat und T-PA-Konzentration im Rahmen der Marknagelung [165].

Die hier genannten klinischen und tierexperimentellen Daten zeigen, daß eine Reihe von Faktoren in den klinischen Verlauf nach OSMN eingeht. Die Trennung der Auswirkungen von allgemeiner Verletzungsschwere, Schweregrad des Thoraxtraumas, Operationszeitpunkt, Versorgungsverfahren und Begleitverletzungen bedarf somit der genauen Differenzierung, um verläßliche Aussagen im Rahmen einer klinischen Studie treffen zu können.

2 Stand der Forschung: Pathogenese pulmonaler Komplikationen nach Markraumbohrung und schwerem Trauma

2.1
Femur: Physiologische und biochemische Grundlagen

2.1.1
Zusammensetzung und Verteilung des Markraumfetts

Lipidanalysen haben gezeigt, daß das Fett fast ausschließlich aus Neutralfett besteht [271]. Rabinovitz maß im Knochenmark (Oberschenkel) die in Tabelle 2 angegebenen Werte.

Die Analyse der freien Fettsäuren ergab, daß Palmitinsäure (16:1), Stearinsäure (18:1) und Ölsäure (18:1) am häufigsten vorkommen. Zu ähnlichen Ergebnissen kam West bei Knochenmarkanalysen vom Humerus beim Schaf [295] und Tavassoli beim Hund. Er verglich weiterhin die Zusammensetzung der freien Fettsäuren zwischen rotem und gelbem Knochenmark. Stearinsäure und Ölsäure bilden im gelben und roten Knochenmark die Hälfte der freien Fettsäuren.

Es gibt keinen sichtbaren Unterschied im Verhältnis dieser beiden Fettsäuren im roten und gelben Knochenmark [271]. Vergleichbare Ergebnisse fanden Heffermann [92] und Lund et al. [144] (Tabelle 3).

Zur Frage der Fettmenge und -verteilung innerhalb des Femurs nahmen Lehmann u. Moore [137] an, daß sich der Hauptanteil im Bereich der Diaphyse befindet. Demgegenüber fand Peltier an Leichenfemora, daß der Fettgehalt von proximal nach distal zunimmt, d.h. die größte Menge im Bereich der distalen Metaphyse zu finden ist [211]. Scriba extrahierte 1880 Fett mit Hilfe von Äther aus Hundefemora und

Tabelle 2. Zusammensetzung des Markraumfetts [221]

Zusammensetzung des Knochenmarks (insgesamt)	Lipidfraktion	$68{,}71 \pm 10{,}37\%$
	Proteinfraktion	$12{,}70 \pm 2{,}8\%$
	DNA	$0{,}30 \pm 0{,}02\%$
	RNA	$0{,}27 \pm 0{,}08\%$
Lipidfraktion	**Neutralfette**	$\mathbf{96{,}2 \pm 1{,}8\%}$
	Phospholipide	$\mathbf{1{,}8 \pm 0{,}7\%}$
	Unbekannte Lipide	2%
Neutralfettfraktion	Triglyceride	$92{,}2 \pm 2{,}2\%$
	Mono- und Diglyceride	$0{,}5 \pm 0{,}3\%$
	FFS	$+0{,}5 \pm 0{,}3\%$
	Freies und verestertes Cholesterin	$1{,}2 \pm 1{,}0\%$
	Unbekannt	$1{,}8\%$
Phospholipidfraktion	Lecithin	$0{,}4 \pm 0{,}2\%$
	Cephalin	$0{,}4 \pm 0{,}3\%$
	Phosphatidylserin	$0{,}4 \pm 0{,}4\%$
	Lysolecithin	$0{,}1 \pm 0{,}1\%$
	Phosphatidsäure	$0{,}1 \pm 0{,}1\%$
	Sphingomyelin	$0{,}3 \pm 0{,}1\%$

Tabelle 3. Verhältnis von Fettsäuren im Knochenmark (Literaturübersicht)

Autor	Spezies	Präparat	Ölsäure	Palmitinsäure	Stearinsäure
Rabinowitz et al. (1979) [221]	Mensch	Femur	421	215	112
Lund et al. (1962) [144]	Mensch	–	46	26	–
West u. Shaw (1975) [295]	Schaf	Humerus	447	187	182
Tavassoli et al. (1977) [271]	Hund	Femur	257	263	295

schloß indirekt rechnerisch nach Gewichtsbestimmung auf die erwartete Menge beim Menschen [247]. Lehmann maß den Hohlraum der Markhöhle bei menschlichen Femora. Aus diesen gemessenen Bezirken wurde das Fett herausgeschmolzen und der Gehalt ebenfalls berechnet. Peltier [211] beanstandet an diesen Verfahren, daß die Metaphyse als markenthaltende und möglicherweise zur Embolie beitragende Einheit nicht berücksichtigt wird. Er bestimmte deshalb den Fettgehalt zusätzlich separat im Bereich der Metaphysen und fand mit 121–172 cm³ deutlich höhere Werte als Scriba (70 cm³) und Lehmann (65 cm³) [137]. Des weiteren ist zu diskutieren, was mit dem in der Markhöhle befindlichen Fett geschieht. Hierzu erscheint die genauere Betrachtung des ossären Gefäßsystems von Bedeutung.

2.1.2
Femorale Gefäßversorgung

2.1.2.1
Arterielles System

Die Blutversorgung des größten der langen Röhrenknochen gliedert sich in 3 Bereiche:

1. Die A. nutritia, 2. die Aa. perforantes meta- und epiphysär, 3. die periostalen Gefäße [34, 116, 145, 276]. Die arterielle Versorgung ist im Hinblick auf die Knochenheilung ausgiebig untersucht; es ist bekannt, daß hierbei den periostalen Gefäßen eine herausragende Bedeutung zukommt. Auch sind regionale Unterschiede von Bedeutung [145]. Nutz [172] stellte anhand tierexperimenteller Ergebnisse eine bessere Durchblutung des proximalen Femurschafts im Vergleich zum distalen fest. Der Femur besitzt meist eine einzelne A. nutritia, die den diaphysären Kortex im Bereich der Linea aspera durchtritt [34]. Die A. nutritia kommuniziert mit medullären Arterien, die proximal und distal mit metaphysären Gefäßen anastomosieren [116, 276]. Im Rahmen der Aufbohrung zur Femurmarknagelung wird das intramedulläre arterielle System weitgehend zerstört. Dies hat im wesentlichen Auswirkungen auf die Knochenheilung [121, 162]. Für eine mögliche Ausschwemmung über das arterielle Gefäßsystem gibt es z. Z. keine Anhaltspunkte, da die Gefäße zusätzlich zum hohen Druckniveau auch aufgrund geringerer Größe eine deutlich geringere Kapazität aufweisen und auch zahlenmäßig geringer sind (s. 2.1.2.2). Der Austritt von Fett aus dem venösen Gefäßsystem erscheint als logische Konsequenz.

2.1.2.2
Venöses System

Erste genauere Beschreibungen des medullären Gefäßsystems wurden schon von Langer 1876 [134] beschrieben und illustriert (Abb. 3 und 4). Er berichtet:

So wenig schwierig die Darstellung der größeren Arterien bei Jung und Alt sich darbietet, so schwierig ist es, den Venen beizukommen...

Er beschreibt weiter, daß

alle die an der äußeren Oberfläche der Knochen bemerkbaren Öffnungen, groß und klein, auch von den austretenden Venen genützt werden, woraus sich ergibt, daß im Querschnitte einer jeden Öffnung je eine Arterie und mindestens eine, wenn nicht 2 Venen enthalten sind.

Die Knochenvenen sind wie alle anderen zahlreicher, beträchtlich größer und viel dünnwandiger als die Arterien.

Poolfunktion der Venen langer Röhrenknochen
Die Funktion des venösen Systems als Blutpool ist von entscheidender Bedeutung, da sie Voraussetzung für die Theorie der Markvenen als Kapazitätsgefäße ist [250]. Das Vorhandensein einer großen Zentralvene (central venous sinus) und deren Einmünden in weite Venensinusoide, die als Blutpool fungieren können, wird auch von weiteren Autoren diskutiert [116, 159]. Hierzu trägt auch die dünne, dehnbare Venen-

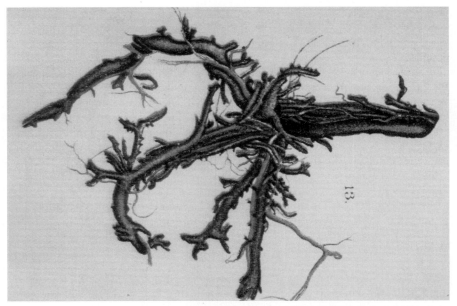

Abb. 3. Isolierter venöser Marksinus. Es zeigt sich deutlich der Größenunterschied zu arteriellen Gefäßen. (Nach Langer [134]). (Farbige Wiedergabe der Abbildung s. Tafeln im Anhang)

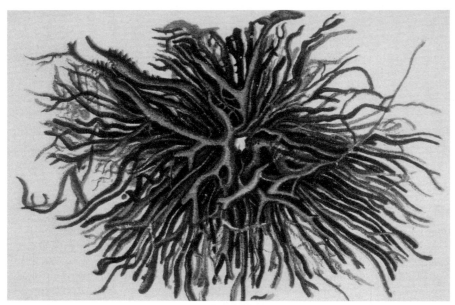

Abb. 4. Horizontaler Schnitt eines venösen Marksinus. Die Verteilung der venösen Gefäße ist dichotomisch. (Nach Langer [134]). (Farbige Wiedergabe der Abbildung s. Tafeln im Anhang)

wand bei. Morgan beschreibt, daß sich die Ausdehnung des gefüllten Sinusoidsystems auf bis zu 1/3 des gesamten Markraumes erstrecken soll [159]. Die Kapazität wird mit dem 6- bis 8fachen des arteriellen Gefäßsystems des Röhrenknochens eingeschätzt [63].

Der physiologische Blutfluß im Bereich langer Röhrenknochen ist über nervale Mechanismen steuerbar und kann unabhängig von der Gesamtzirkulation reguliert werden. Shaw diskutiert, daß der Markraum evtl. als unterstützendes Pumpsystem für den Rückfluß des venösen Blutes fungiert. Hierfür sprechen auch tierexperimentelle Ergebnisse [250]. Der normale Flow im Markraum wird mit 1,3 mm/s für Arteriolen und 0,1–0,3 mm/s in Venolen angegeben [116]. Shaw gibt als Einflußgrößen des intramedullären Blutflusses folgende Parameter an:

Passiv:
a) Veränderungen des *Einstroms* (systemischer Blutdruck, muskulärer Blutfluß) (Abb. 5)
b) Veränderungen des *Abflusses* (venöse Gefäßobstruktion) (Abb. 6)
c) Modifikation durch Atmung

Neben den einstromabhängigen Veränderungen des intramedullären Blutflusses, die die Möglichkeit einer Shuntbildung beinhalten, sind für eine Fetteinschwemmung insbesondere die Bedingungen des Ausstroms von Bedeutung: Die Reaktion des intramedullären Blutflusses nach experimenteller Ligatur der V. femoralis zeigt einen

2.1 Femur: Physiologische und biochemische Grundlagen

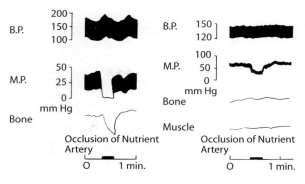

Abb. 5. Veränderungen des Einstroms: *links* akute Okklusion der A. nutritia in der jungen, *rechts* der ausgewachsenen Katze (Femur). (*Bone* intramedullärer Blutfluß, *B.P.* Blood pressure, *M.P.* Muscular pressure). (Nach Shaw [250])

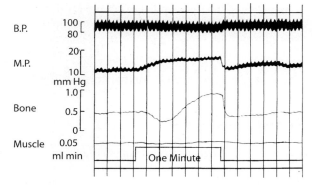

Abb. 6. Veränderungen des Ausstroms: Auswirkungen einer experimentellen Ligatur der V. femoralis (1 min) auf den intramedullären Blutfluß („Bone"). (*B.P.* Blood pressure, *M.P.* Muscular pressure, *Muscle* muscular blood flow). (Nach Shaw [250])

biphasischen Verlauf. An eine Phase des transienten Flußabfalles schließt sich nach ca. 30 s eine Hyperperfusionsphase an; der muskuläre Blutfluß ist hiervon nicht betroffen. Zusätzlich ist der Blutfluß auch aktiv, d. h. neurale und biochemische (vasoaktive Substanzen) Mechanismen sind steuerbar [250].

Obgleich das Gefäß als solches dehnbar ist, kann der Abfluß des Blutes nicht allein über den zentralen Sinus erfolgen. Phlebographische Untersuchungen konnten belegen, daß ein Großteil des Abflusses über zahlreiche Gefäßsysteme im Bereich der Metaphysen erfolgt. Somit kommt dem Stempeleffekt durch den Markraumbohrer eine entscheidende Bedeutung zu, da das zu embolisierende Material direkt in das Abflußgebiet gepreßt wird [47].

Weitere Untersuchungen zeigten, daß zwischen Muskel und Medulla ein freier Fluß in beide Richtungen möglich ist, so daß es bei jeder Muskelkontraktion zur Druckerhöhung im Markraum kommt. Diese sog. Shuntfunktion in sagittaler Richtung existiert auch in vertikaler Richtung. Bei Anlage eines Tourniquets im Bereich der Diaphyse erreichen venös injizierte Farbstoffe über den Markraum die Venen proximal des Tourniquets [250]. Unter physiologischen Bedingungen ist der Blutfluß zentripetal angelegt [34], so daß sich eine Flußumkehr bei intramedullärer Druckerhöhung entwickeln kann. Entscheidend für die Theorie der Ausschwemmung von Knochenmarkfett ist weiterhin die Tatsache, daß eine direkte Beziehung zwischen

Tabelle 4. Eigenschaften venöser intramedullärer Gefäße im Vergleich zu denen der Arterien

Eigenschaft venöser intramedullärer Gefäße	Effekt	Autor
Im Markraum sind mehr Venen als Arterien vorhanden	Kapazität	Langer (1876) [134]
Die Venen sind größer (6- bis 8mal) als Arterien	Poolfunktion	Écoiffer (1937) [63]
Der Abfluß geschieht über die Metaphyse	Stempeleffekt	Cuthber et al. (1965) [47]
Der zentrifugale Blutfluß ist uneingeschränkt	Shuntfunktion	Brookes (1964) [34]
Der intramedulläre Flow ist binnendruckabhängig	Einfluß RR	Shaw (1964) [250]

intramedullärem Druck und Fluß besteht [250]. Die für eine Einschwemmungstheorie relevanten anatomischen und physiologischen Voraussetzungen sind in Tabelle 4 zusammengefaßt.

2.2 Lokale pathogenetische Auswirkungen der Markraumbohrung

2.2.1 Intramedullärer Druck

Die intramedulläre Druckerhöhung bei Aufbohrung und Femurnagelung wurde von mehreren Autoren gemessen. Hierbei erscheint zunächst bemerkenswert, daß ein Binnendruck im Bereich des Markraumes existiert, der pulssynchronen Schwankungen unterliegt. Dieser Druck wird für das Schaf mit 25–30 mm Hg angegeben [266]. Beim Hund gaben Stein et al. [255] Mittelwerte von 50 mm Hg an, für den Menschen wurden bis zu 65 mm Hg beschrieben. Andere Autoren maßen intraoperativ bei Femurfrakturen niedrigere Werte [290]. Es ist hierbei zu berücksichtigen, daß aufgrund einer Fraktur der intramedulläre Druck fällt, da der Frakturspalt eine Entlastung bewirkt. So beschreibt Rehm [231] einen mittleren Druck von 27 mm Hg im intakten menschlichen Röhrenknochen (Humerus), während an der frakturierten Gegenseite lediglich 6 mm Hg gemessen wurden.

Stürmer [266] gibt aus klinischer Beobachtung und aus tierexperimentellen Studien offener Marknagelungen folgende 3 Phänomene an:

Aus der Fraktur ... tritt reichlich Markinhalt, Bohrmehl und Blut aus, kurz bevor der Bohrer diese Stelle passiert.

Tupft man an deperiostierten Stellen den Knochen sauber ab, bevor aufgebohrt wird, so erkennt man während des Aufbohrvorganges das punktförmige Austreten von Blut und evtl. Fett aus der Knochenoberfläche.

Die Bohrer setzen sich gelegentlich so fest mit Bohrmehl und Koageln zu, daß man sie kaum reinigen kann.

Um eine Einschwemmung in das Gefäßsystem zu erreichen, muß somit zunächst der Binnendruck überschritten werden.

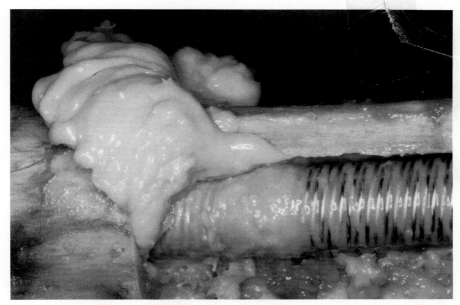

Abb. 7. Volumeneffekt („Stempeleffekt") eines Markraumbohrers am isolierten menschlichen Femurknochen (Zur Verfügung gestellt von Dr. P. Schandelmaier). (Farbige Wiedergabe der Abbildung s. Tafeln im Anhang)

Es zeigt sich, daß sich die Wirkung rasch aufeinanderfolgender Hammerschläge summiert, so daß Druckwerte auftreten können, die weit über dem diastolischen Druck liegen. Das wesentlichste ist aber, daß es verhältnismäßig lange dauert – nämlich einige Sekunden – bis der Druck wieder zur Norm abfällt. Es erhebt sich daraus die dringende Forderung, den Nagel langsam einzuschlagen. [131]

Wenda [290] nahm als wesentliche Größe den Bohrer und nicht den Marknagel als Berechnungsgrundlage. Mit Hilfe der Flächenformel berechnete er für einen 15-mm-Bohrer im distalen Fragment einen Wert von 50 ml Verdrängung und schlußfolgerte:

*In Kenntnis dieses Volumens erscheint es **unwahrscheinlich**, daß dieses Volumen beim Vorschieben der Bohrwelle nach proximal strömt.*

Man kann davon ausgehen, daß die Lokalisation der Fraktur sowie der Frakturtyp von Bedeutung sind. Es erscheint folgerichtig, daß bei proximal gelegenen, einfachen Frakturen eine stärkere Verdrängung erfolgt als bei distalen Mehrfragment- und Trümmerfrakturen. Klinische Daten hierzu sind nicht bekannt, jedoch existieren tierexperimentelle Untersuchungen. Manning zeigte am Hundefemur, daß bei intaktem Knochen eine quantifizierbar größere Fettmenge exprimiert wird als bei frakturierten Knochen [147]. Bei Studien über frakturbedingte Veränderungen nimmt Vance an, daß im Bereich der unteren Extremität 60–80 ml Fett freigesetzt werden könnten [281]. Watson schätzte die Menge mit 20–50 ml ein [286]. Klinische Daten bezüglich der absolut freigesetzten Fettmenge existieren nicht.

2.2 Lokale pathogenetische Auswirkungen der Markraumbohrung

Experimentelle und klinische Ergebnisse intramedullärer Druckmessungen langer Röhrenknochen sind in Tabelle 5 zusammengestellt.

Übereinstimmung besteht bei den Autoren über folgende Prinzipien:

- Die höchsten Druckwerte werden mit den ersten Bohrungen erzielt.
- Die Drucksteigerung entsteht insbesondere nach Eintritt des Bohrers in das distale Fragment, da dann die Entlastung über den Frakturspalt entfällt.
- Im Rahmen einer OSMN kommt dem Aufbohrvorgang die entscheidende Bedeutung zu. Das Einführen des Marknagels führt nicht zu einer weiteren Drucksteigerung [265, 266, 290, 291, 301].

Die sich aus den bisher zusammengestellten Daten ergebende Frage nach der quantitativen Freisetzung aus dem erhöhten Markraumdruck wird im folgenden diskutiert (Tabelle 6).

Tabelle 5. Experimentelle und klinische Ergebnisse intramedullärer Druckmessungen bei OSMN. Die angegebenen Druckwerte entsprechen den Maxima aus den jeweiligen Untersuchungen

Autor	Jahr	Lokalisation	Präparat	Druck
Küntscher [131]	1950	Femur	Mensch	„> arterieller Blutdruck"
Rehm [230]	1956	Femur	Mensch	0,23 bar
Wehner [288]	1968	Tibia	Mensch	120 mm Hg
Danckwardt-Liljeström [49]	1969	Tibia	Kaninchen	300 mm Hg
Stürmer u. Schuchardt [266]	1980b	Tibia	Schaf	1500 mm Hg
Wenda et al. [294]	1993a	Femur	Mensch	1510 mm Hg
Peter [215]	1993	Femur (intakt)	Mensch	450 mm Hg
Müller [162]	1993c	Femur	Mensch (in vitro)	800 mm Hg
Wozasek et al. [301]	1994a	Femur	Schaf	1126 mm Hg
Hopf et al. [100]	1994	Femur	Mensch	0,23 bar
Neudeck et al. [169 b]	1996	Femur	Schaf	235 mm Hg

Tabelle 6. Berechnungen des Volumeneffekts in der Literatur

Autor	Volumeneffekt	Lokalisation
Vance (1931) [281]	60–80 ml	Untere Extremität
Küntscher (1950) [131]	20 ml	OS, 15-mm-Bohrer
Watson (1970) [286]	20–50 ml	Oberschenkel
Wenda (1988a) [290]	50 ml	OS, 15-mm-Bohrer

2.2.2
Intravasation von Markraumfett: Quantitative Betrachtungen

Der oben zitierte Verdrängungseffekt wurde auch von Küntscher berücksichtigt. Er berechnete einen Volumeneffekt von 20 ml Wasser, wenn ein 37 cm langer Nagel mit 15 mm Durchmesser eingebracht wurde. In Abb. 7 ist die Verdrängungswirkung eines Markraumbohrers am humanen isolierten Femur dargestellt. Er sah den Volumeneffekt jedoch als nicht so entscheidend an, da die intramedullären Bestandteile am geschlitzten Marknagel nach proximal entweichen können:

2.3
Pulmonale Reaktion einer Embolisierung: Physiologische Grundlagen

2.3.1
Pulmonales Gefäßsystem

Die Anzahl arterieller Gefäße der Lunge wird für den Hund mit 19 200 angegeben. Es ergibt sich ein Gesamtquerschnitt von 4032 mm^2 und eine berechnete Zahl von 600 · 10^6 Kapillaren [155]. Angaben für den Menschen finden sich bei Ryan, der eine pulmonale Kapillarfläche von 75 m^2 berechnete. Aufgrund der engen Verbindung zwischen Alveole und Kapillare, dem sog. „alveolo-capillary unit" [238], wird die Anzahl der Alveolen mit 300 · 10^6 geschätzt, dies entspricht einer Oberfläche von 120 m^2. Der Anteil der alveolokapillären Einheiten am Gesamtvolumen der Lunge beträgt ca. 80 % [80]. Das kapilläre Gefäßsystem der Lunge beträgt ¼ des gesamten Kapillarsystems; somit stellt die Lunge das größte Kapillarbett des Körpers dar [238].

Zwischen dem venösen und dem arteriellen Gefäßsystem existieren 2 funktionell bedeutsame Shuntsysteme, die subpleuralen Shunts und die bronchopulmonalen Shunts. Unter physiologischen Bedingungen sind diese Shunts nicht geöffnet, können aber unter pathologischen Bedingungen, wie z. B. einer intrapulmonalen Druckerhöhung, einen Durchtritt auch partikulärer Bestandteile in die systemische Zirkulation erlauben.

2.3.2
Reaktionsmöglichkeiten der Lunge auf akute Embolisierung

2.3.2.1
Mechanische Reaktion der Lunge

Die Ergebnisse einer Reihe tierexperimenteller Studien weisen darauf hin, daß ein solcher Durchtritt eingeschwemmten Materials tatsächlich stattfindet. Von einigen Autoren wird als letaler Mechanismus bei der akuten intraoperativen Fettembolie eine systemische Streuung durch Eröffnung dieser Shuntsysteme und nachfolgende zerebrale Embolie diskutiert (Abb. 8). Krönke untersuchte die Auswirkungen einer experimentellen Embolie am Hund. Die Auswirkungen von Jodipin, das vollständig in der Lunge verbleibt, und von dünnflüssigem Paraffinöl, das auch in den großen Kreislauf gelangt, wurden verglichen. Jodipin führte erst bei vollständiger Verlegung des Lungengefäßsystems (1,5 – 2,5 g/kg KG) zum Tode, während Paraffinöl schon bei einer relativ niedrigen Einzeldosis von 5 cm^3 letal wirkte. Die Autoren fanden bei letzteren Tieren regelhaft zentrale Reizerscheinungen und nahmen somit eine zentrale Atem- und Kreislaufdepression als pathogenetischen Mechanismus an [128].

Zu derselben Schlußfolgerung kommen auch Halasz u. Marasco [87]. Sie fanden bei einer Injektion von 2 cm^3/kg aus Omentum oder perinephrisch gewonnenem Fett im Hundemodell eine biphasische Antwort. Initial kam es zur Hypoxie. Nach einer transienten Besserung der pulmonalen Situation schloß sich eine erneute Tachykardie und Dyspnoe mit letalem Ende an, die die Autoren mit systemischer Streuung und zerebraler Embolisation begründeten [87]. Zu ähnlichen Schlußfolgerungen kommen auch Niden u. Aviado [170], da sie durch Beatmungstherapie mit 100 % Sauerstoff eine Besserung der systemischen Hypoxämie erreichten, die Tiere aber trotzdem

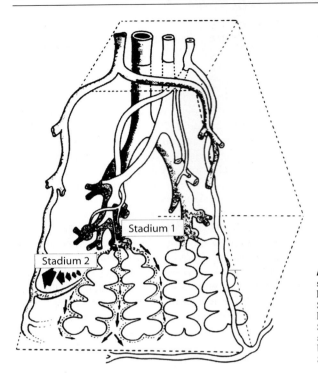

Abb. 8. Erklärung des biphasischen Verlaufes nach pulmonaler Embolisierung:
Stadium 1: Verteilung in Arteriolen und in das Kapillarsystem;
Stadium 2: Systemische Embolisierung nach Überwindung bzw. Eröffnung venoarterieller Shunts. (Nach [45])

verstarben. Kniseley et al. [122] isolierten einen Pulmonalarterienstamm und injizierten selektiv Glaskügelchen von 50–150 µ. Trotz der selektiven Injektion waren diese Glaskugeln im weiteren Verlauf in der gesamten Lunge nachweisbar. Price et al. [220] zeigten nach Injektion von Bariumsulfat in Lobärarterien, daß trotz lokaler Applikation Barium im weiteren Verlauf in der gesamten Lunge (in gleichmäßiger Verteilung) nachweisbar war. Akute Embolisierungen wurden mit partikulären Substanzen verschiedener Größe durchgeführt. Interessanterweise waren mit Hilfe „größerer" Glaskugeln von 250–420 µ weniger Störungen des Gasaustausches erzielbar als mit Partikeln von 60–200 µ [170].

Der Versuch einer Quantifizierung der erforderlichen prozentualen Verlegung der Lungenstrombahn wurde anhand von Daten venöser Thromboembolien in die Lunge unternommen. Hier werden 75 % Gefäßverlegung durch Hall u. Ettinger [88] angegeben, Steinberg gibt 79 % für den Hund an [257]. Gibbon et al. fanden ähnliche Werte für die Katze [81]. Verschiedene Autoren quantifizierten auch die Letaldosis eingeschwemmten Fettes (Tabelle 7).

Aus der hohen Varianz dieser Werte wird deutlich, daß verläßliche Daten bezüglich der letalen Fettdosis nur sehr eingeschränkt erhebbar sind. Dies ist einerseits auf erhebliche Schwierigkeiten der Quantifizierbarkeit zurückzuführen, andererseits bezweifeln andere Autoren, daß eine Embolie von Neutralfett die pathogenetischen Mechanismen adäquat widerspiegelt.

2.3 Pulmonale Reaktion einer Embolisierung: Physiologische Grundlagen

Tabelle 7. Versuche zur Quantifizierung der Letaldosis von Fett

Jahr	Autor	Substanz	Dosis	Lokalisation	Effekt	Pathogenese
1920	Dunn [57]	Stärke	Verschiedene	i.v., Hund	+	Obstruktion
1931	Gajzago [78]	Iodisiertes Öl	8 ml	Uterus Mensch	+	Akute Embolie
1931	Killian [118]	Fett	9–20 ml	Mensch	+	Fettemboliesyndrom
1935	Carr u. Johnson [39]	Öl	30 ml	Urethra Mensch	+	Akute Embolie
1950	Green u. Stoner [86]	Fett	0,5 ml/kg KG	i.v. Ratte	Wenig	–
1957	Krönke [128]	Jodipin	1,5–2,5 g	i.v.	+	Obstruktion
1969	Baker et al. [7]	Triolein	1 ml/kg KG	i.v. Hund	Wenig	–

2.3.2.2
Neurale Reaktion der Lunge

Die im Rahmen einer pulmonalen Embolisierung entstehenden Gefäßreaktionen sind tierexperimentell und auch klinisch ausgiebig untersucht worden. Price et al. [220] fanden nach i.v.-Bariuminjektion einen Anstieg des Pulmonalarteriendrucks, eine Reduktion des HI, Rechtsherzdilatation und einen normalen pulmonalkapillären Druck, d.h. insgesamt Zeichen der pulmonalen Strombahnverlegung. Marshall u. Allison [148] beschrieben bei Injektion von autologem Blut ebenfalls akute Anstiege des pulmonalarteriellen Drucks, verbunden mit einer Verschlechterung der pulmonalen Compliance und erhöhtem Shuntvolumen. Dies bestätigten vorherige Untersuchungen von Stein et al. [256].

Eine reine Erklärung dieser Reaktionen durch rein mechanische vaskuläre Obstruktion erscheint aufgrund verschiedener experimenteller Ergebnisse nicht ausreichend. So ist eine Dosisabhängigkeit zur Erzielung einer pulmonalen Hypertonie vom Vigilanzzustand beschrieben worden. Für die intravenöse Infusion von Farbstoffen im Experiment gilt dies sowohl im Vergleich zwischen nicht anästhesierten zu anästhesierten, als auch zu dezerebrierten Tieren [259]. Andere fanden eine signifikante Reduktion von pulmonalem Druckanstieg und Verminderung der Herzleistung bei Unterdrückung des autonomen Nervensystems durch Hexamethonium oder Sympathektomie [220]. Niden u. Aviado [170] diskutieren den „Bezold-Jarisch-Reflex" (systemischer Blutdruckabfall, Bradykardie, Apnoe) als mögliche Ursache für den von ihnen gefundenen triphasischen Verlauf: 1. mechanische Obstruktion, 2. lokale Vasokonstriktion, 3. arterieller Spasmus auch der Pulmonalarterien.

Reflektorische Mechanismen über in der Lunge befindliche Pressorezeptoren wurden ebenfalls diskutiert. Ein fettinduzierter pulmonalarterieller Druckanstieg ist experimentell durch Denervierung der Lunge zu unterdrücken [289]. Wehner [288] diskutiert den sog. „Cournand-Euler-Mechanismus". Dieser soll bei bestehender pulmonaler Hypoxie eine reflektorische Vasokonstriktion bewirken.

2.3.2.3
Humorale Reaktion der Lunge

Levy et al. [138] fanden bei experimenteller selektiver Embolisierung eines Pulmonalarterienstammes, daß sich auch kontralateral eine Vasokonstriktion ereignet und zogen das Vorhandensein eines unabhängig von nervalen Mechanismen wirkenden Agens, z.B. einen vasogenen Mediator, in Betracht. Serotonin ist aufgrund seiner sowohl vasokonstriktiven wie auch bronchokonstriktiven Eigenschaften diskutiert worden. Allerdings wurde bei experimenteller Serotoninblockade mittels Ketanserin eine vergleichbare endotoxininduzierte pulmonale Hypertension sowie ein vergleichbarer Permeabilitätsschaden gefunden [52]. Auch die Beteiligung des Prostaglandinsystems wurde relativ früh in Erwägung gezogen. Lindsey u. Wyllie [142] wiesen 1970 die Freisetzung von Prostaglandinen bei Embolisierung isolierter Lungen nach. Diese Theorie erscheint insbesondere von Interesse, da auch beim ARDS ein pulmonalarterieller Druckanstieg vorhanden ist, der auf einen Anstieg des Vasokonstriktors Thromboxan zurückgeführt wird [157]. Diese Faktoren werden im Zusammenhang mit den klinischen Ergebnissen näher erläutert.

2.3.2.4
Inflammatorische Reaktion der Lunge

Jacobovitz-Derks u. Derks [108] untersuchten die Auswirkungen einer Embolisierung von Neutralfett im Hund im Zeitverlauf (Tabelle 8). Sie fanden eine akute Anschoppung im Sinne eines interstitiellen Ödems sowie nekrotische Veränderungen mit Gipfel nach 6–12 h. Zusätzlich kam es zur Infiltration inflammatorischer Zellen, die, wie auch das Ödem, reversibel waren. In der Spätphase (2 Wochen bis 1 Monat nach Injektion) entwickelt sich eine Fibrose.

Es wird somit deutlich, daß die Embolisierung weitere sekundäre Reaktionen initiiert, die histologisch eine auffallende Ähnlichkeit mit den Veränderungen bei akutem Lungenversagen (ARDS) (s. 2.6) haben [200].

Tabelle 8. Pulmonale Reaktion auf eine einmalige Injektion von Neutralfett 1,5 ml/kg KG im Hund [108]

Veränderungen	Zeit nach Injektion									
	1 h	2 h	3 h	6 h	12 h	24 h	48 h	1 Wo	2 Wo	1 Mo
Lichtmikroskopisch										
Blutfülle der Kapillaren	1+	2+	2+	3+	3+	2+	1+	±	±	–
Alveoläres Ödem	1+	2+	2+	3+	3+	2+	1+	–	–	–
Alveoläre Hämorrhagie	1+	2+	2+	3+	3+	2+	1+	–	–	–
Fettembolie	3+	3+	3+	–	–	–	–	–	–	–
Nekrose der Septen	1+	1+	2+	3+	3+	2+	1+	–	–	–
Makrophagen	–	–	–	2+	2+	3+	3+	2+	2+	1+
Fibrose	–	–	–	–	–	–	–	1+	2+	3+
Elektronenmikroskopisch										
Frische Thromben	2+	2+	1+	–	–	–	–	–	–	–
Interstitielles Ödem	2+	2+	2+	2+	2+	1+	1+	–	–	–
Endothelzellnekrose	3+	3+	3+	2+	2+	1+	1+	–	–	–
Typ-1-Zellnekrose	3+	3+	3+	2+	2+	1+	1+	–	–	–
Leukostase	–	2+	2+	2+	1+	1+	–	–	–	–
Endothelzelleneinschlüsse	–	–	–	2+	2+	3+	3+	3+	3+	3+
Typ-2-Zellenhyperplasie	–	–	–	–	–	–	–	1+	2+	2+

2.3 Pulmonale Reaktion einer Embolisierung: Physiologische Grundlagen

Weitere Untersuchungen, die darauf hinweisen, daß eine rein mechanistische Denkweise zur Pathogenese der posttraumatischen Fettembolie zu einfach ist, lieferten tierexperimentelle Untersuchungen von Jacobs. Die Autoren diskutieren, daß in den bis dato existierenden tierexperimentellen Untersuchungen eine im Verhältnis zu den gefundenen Veränderungen zu hohe Fettdosis appliziert worden sei. Auch komme die aus klinischer Erfahrung existente Latenzperiode zwischen Trauma und Auftreten der klinischen Erscheinungen im Tiermodell nicht zur Geltung. Aufgrund dessen verglichen sie 2 experimentelle Ansätze. Einer Gruppe von Hunden wurde Triolein in einer Dosierung von 0,15 ml/kg KG intravenös appliziert. Bei einer weiteren Gruppe wurden experimentelle Frakturen von Femur, Tibia und Fibula gesetzt. Die Traumagruppe wies eine deutlich schlechtere Lungenfunktion auf und erheblich ausgeprägtere Gerinnungsstörungen. Licht- und elektronmikroskopische Untersuchungen zeigten eine deutliche Infiltration von Fett, Leukozyten und Plättchen im Vergleich zur Trioleingruppe [109].

Als Effektor des subakut auftretenden pulmonalen Schadens wurden erhöhte lokale Konzentrationen freier Fettsäuren diskutiert [150]. Dieser Mechanismus gewinnt um so mehr an Bedeutung, als gezeigt werden konnte, daß während verminderter Lungenperfusion und bei hämorrhagischem Schock erhöhte Konzentrationen freier Fettsäuren nachweisbar waren [43, 10]. Nach Peltier, der die Menge intramedullären Fetts für ausreichend hält, um das klinische Syndrom der Fettembolie hervorzurufen, ist der Abbau des Neutralfetts zu Fettsäuren eine wesentliche Voraussetzung für dieses Syndrom. Er verglich die Reaktion nach Injektion von Fett und Fettsäuren. Eine reine Fettinjektion benötigte ein Vielfaches (2,2 ml/kg KG) der Dosis von Fettsäure (0,07 ml/kg KG). Des weiteren waren bei Fettsäureinfusion auch ein erhebliches Lungenödem, Nekrosezonen und massive Zellreaktion vorhanden [204, 211, 213]. Die histologischen Untersuchungen reflektierten auch die erheblich stärkeren pulmonalen Befunde mit Anstieg des Pulmonalarteriendruckes, des Shuntvolumens, der Hypoxie und der Irreversibilität der Veränderungen bzw. des progressiven Versagens. In einer Reihe von Studien galt somit Ölsäure in einer Konzentration von 0,07 ml/kg KG als Standardmodell des Fettemboliesyndroms [7, 204].

Fonte gelang des weiteren der Nachweis einer Akkumulation freier Fettsäuren in der Lunge nach Embolisation von Neutralfett, das lokal zu Fettsäuren hydrolysiert wurde [70, 71]. Die toxische Wirkung freier Fettsäuren bezüglich einer Schädigung des Lungenkapillarendothels und nachfolgender Ausbildung eines Permeabilitätsschadens, meßbar anhand gesteigerter und proteinreicher Lungenlymphe, ist ebenfalls eindeutig nachgewiesen. Des weiteren fanden die Autoren eine Störung der Surfactant-Produktion, die eher durch den direkten toxischen Effekt freier Fettsäuren erklärt wurde, als durch eine hypoxische Schädigung der Pneumozyten. Die Veränderungen waren deutlich ausgeprägter bei der Infusion von Fettsäuren als bei der Neutralfettinfusion [7]. Es resultiert durch Infusion freier Fettsäuren ein standardisierbarer und reproduzierbarer Effekt, so daß die experimentelle Infusion sogar als tierexperimentelles Modell eines Kapillarschadens und somit des posttraumatischen Lungenversagens verwendet werden konnte [7]. Der Autor führte die pulmonale Schädigung bei Patienten mit Fettemboliesyndrom auf eine Kombination gesteigerter katecholaminbedingter lokaler Hydrolyse und auf erhöhte systemische Mobilisierung zurück [7]. Seiner Ansicht nach ist als weiterer Triggermechanismus zur weiteren Verstärkung beider Faktoren die Einschwemmung von Markraumfett ein wesentlicher Faktor.

2.4
Intraoperative pulmonale Embolie: Literaturübersicht pathogenetischer Mechanismen

Die häufigsten Berichte bezogen sich auf Komplikationen insbesondere in der Verbindung mit Hüftendoprothesen [219, 242]. Es handelte sich um kombinierte akute, intraoperative, kardiozirkulatorische und pulmonale Symptome.

Es ist zu berücksichtigen, daß die größte Anzahl der mit einer Alloarthoplastik versorgten Patienten höheren Alters und dementsprechend mit weiteren, insbesondere kardialen Vorerkrankungen belastet sind. Bradykardien und Extrasystolie entwickeln sich innerhalb von Sekunden bis Minuten nach Einbringen der femoralen Komponente [42, 44, 273]. Thomas et al. [273] fanden bei routinemäßiger blutiger arterieller Druckmessung, daß ein transienter Blutdruckabfall bei beinahe jedem Patienten vorhanden war, was durch konventionelle Sphygmomanometrie nicht nachweisbar gewesen wäre. Modig et al. [156] maßen beim Einsetzen der Acetabulumkomponente einen Abfall des PaO_2. Die Werte normalisierten sich rasch; danach erfolgte ein deutlicher Einbruch nach Einsetzen der femoralen Komponente. Ähnliche Befunde berichten auch Parker et al. [204]. Fahmy et al. [68] fanden in einer klinischen Studie an 35 Patienten eine intraoperative Verschlechterung der Sauerstoffsättigung sowie hämodynamische Veränderungen bei Kniegelenkersatz. Die Störungen traten bei Einführung des 8-mm-Führungsstabes in die femorale Komponente auf. Ihre Studien werden untermauert durch weitere Fallbeispiele, von denen auch einige letal endeten [1, 22, 38]. Die Symptomatik entspricht der pulmonalen Gefäßverlegung (Tabelle 9) und wurde anhand einer Reihe pathogenetischer Vorstellungen zu erklären versucht (Tabelle 10).

Fettembolie
Kallos et al. [115] füllte einen präparierten Hohlraum in der Markhöhle mit radioaktiv markiertem Technetium[99]. Radioaktivitätsmessungen über den Lungenfeldern nach Einbringen der Prothese zeigten einen deutlichen Anstieg der Aktivität. Renne et al. [233] führten venöse Blutabnahmen bei Patienten mit Prothesenoperationen durch und bestimmten den Fettspiegel. Der Test war bei 29 von 33 Patienten positiv (3 von

Herz	Lunge
Bradykardie	Hypoxämie
Extrasystolien	↑ Pulmonalarteriendruck
Blutdruckabfall	↑ pulmonalvaskulärer Widerstand
↑ kardiale Schlagarbeit	↑ endexspiratorischer CO_2
Herzstillstand	

Tabelle 9. Symptomatik der akuten pulmonalen Embolie. [2, 115, 156, 206, 207, 219, 233, 242, 243, 268, 293, 294]

Tabelle 10. Pathogenetische Vorstellungen zur Pathogenese akuter intraoperativer pulmonaler Störungen durch Emboli

Mechanismus	Erklärung	Autor
Fettembolie	Einschwemmung, intramedulläre Druckerhöhung	Kallos et al. (1974) [115]
Mikrothromben	Gerinnungsaktivierung durch Thromboplastin	Saldeen (1969) [239]
Luftembolie	Air trapping im eröffneten Markraum	Hofmann et al. (1987) [98]
Monomerreaktion	Toxische Reaktion des Knochenzements	Eggert et al. (1974) [65]
Vasovagaler Reflex	Sensibilisierung von Lungendehnungsrezeptoren	Schlag et al. (1976a) [242]

2.4 Intraoperative pulmonale Embolie: Literaturübersicht

67 Kontrollpatienten). Svartling [268] unternahm intraoperative echokardiographische Untersuchungen und konnte echogenes Material nachweisen, das kurz nach Einbringen der Prothese das rechte Atrium passierte. Wenda [290] führte den Nachweis im Schafmodell; direkte Blutableitungen aus der V. cava in eine Petrischale zeigten große solide Thromben (bis 3 cm Länge). Histologisch bestanden diese aus Fett und einem Gemisch aus Fett und umgebenden Thrombozytenaggregaten.

Gerinnungsaktivierung
Saldeen [239] bestätigte das Vorhandensein einer Fettembolie in der Lunge. Allerdings sah er diese nicht als entscheidenden Mechanismus der pathogenetischen Veränderungen an. Dies erklärt er einerseits mit einer Diskrepanz zwischen einer relativ geringen Menge eingeschwemmten Fetts im Vergleich zu der Ausprägung der Symptomatik. Wenda et al. [293] beschreiben eine erheblich pathologisch erhöhte Thromboseneigung bei Patienten nach Hüftgelenkersatz, die mit einer Freisetzung von gerinnungsaktivierendem Thromboplastin erklärbar ist. In tierexperimentellen Untersuchungen zeigte sich eine erheblich gesteigerte und beschleunigte Gerinnungsneigung, so daß er eine kombinatorische Wirkung von Fetteinschwemmung und Gerinnungsaktivierung annahm [292].

Luftembolie
Drinken et al. [56] fanden trotz erheblicher intramedullärer Druckentwicklung von bis zu 3600 mm Hg im Hundefemur keine signifikanten Störungen der Blutgasparameter, der Herzleistung oder des Pulmonalarteriendrucks. Andere beschreiben ausschließlich bei Embolisierung mit Luft (250–300 mm Hg) deutliche Reaktionen [98]. Svartling [268] führt dopplersonographisch „für Luft typische" Geräuschphänomene an. Heinrich et al. [94] beschreiben das Phänomen der sog. „Kontrastanfärbung" in der Echosonographie, das er als typisch für Luftblasen ansieht. Gegen diese Untersuchungen sprechen die Daten von Wenda. Zwar ließ sich nach Applikation von Luft wiederholt das „Schneegestöberphänomen" nachweisen, jedoch wurden größere solide Emboli in keinem Fall gefunden. Auch spricht die ovale Form der in der V. cava nachweisbaren Raumforderungen eher für einen soliden Thrombus, da „Luft als gasförmiges Medium im Blut rund zur Darstellung kommen müßte" [290].

Toxische Kreislaufreaktion
Eine Reihe von Autoren berichtet über toxische Kreislaufreaktionen durch Knochenzement bei Implantation von Hüftprothesen [33, 64, 74, 119]. So wiesen Eggert et al. [65] anhand gaschromatographischer Untersuchungen die systemische Streuung von Monomeren des Methylmethacrylats klinisch nach. Modig et al. [156] machten diese für arterielle intraoperative Hypotension verantwortlich. Der Mechanismus wurde durch eine toxische periphere Vasodilatation erklärt [64, 119, 156]. Im Hundemodell wurde ebenfalls eine direkte Wirkung auf das Myokard sowie ein Lungenschaden nachgewiesen [99, 110]. Andere Autoren stellen dem entgegen, daß in den tierexperimentellen Studien die Monomerkonzentrationen 25- bis 100fach gegenüber der klinischen Situation erhöht waren [98].

Reflexmechanismen

Auch Schlag et al. [242] sehen im direkt toxischen Effekt der Methylmetacrylatmonomere nicht den entscheidenden Faktor. Sie verglichen Infusionsmodi in eine periphere Vene mit einer Infusion direkt in den rechten Vorhof und fanden differente Kreislaufreaktionen. Die Autoren diskutieren einen vagotropen Effekt der Infusion, der die wesentlichen Kreislaufreaktionen bewirken soll [242]. Kutzner [132] fand bei intravenöser Verabreichung von Monomeren am Meerschweinchen einen vasovagalen Reflex.

Knochenembolie

Zichner [305] untersuchte in einer pathomorphologischen Studie die Inzidenz pulmonaler Embolien nach Hüftprothesen und OSMN. Nachweisbar in der Lunge waren sowohl reine Fettembolien als auch Embolien von Knochenmark und von Spongiosabestandteilen. Im eigenen Patientengut war ebenfalls ein letaler Ausgang nach Instrumentation des Femurs zu beklagen. Diese folgenschwerste Komplikation ereignete sich bei einer 30jährigen, sonst gesunden Patientin ohne Vorerkrankungen. Es wurde eine Aufbohrung des Femurs aufgrund einer sklerosierenden Osteomyelitis (Garré) des Oberschenkels wegen therapierefraktären Schmerzen durchgeführt. Bei komplikationsloser Bohrung bis 14,5 mm entwickelte die Patientin plötzlich beim letzten Schritt (15 mm) die klinischen Zeichen einer akuten Lungenembolie mit Asystolie und Exitus in tabula. Die Obduktion ergab eine schwerste generalisierte pulmonale Embolie von spongiösem Material in die Pulmonalgefäße [203 d]. Die makrosko-

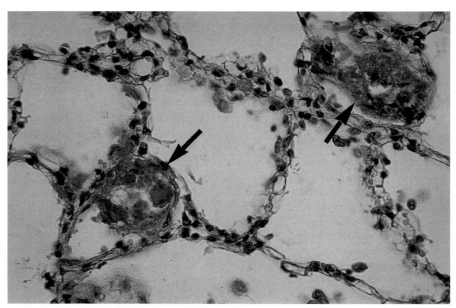

Abb. 9. Generalisierte pulmonale Spongiosaembolie mit kompletter Verlegung arterieller und kapillärer Strukturen. Auffällig die Distension der Gefäße. (H.-E. Färbung, Vergrößerung 30fach) (Farbige Wiedergabe der Abbildung s. Tafeln im Anhang)

2.4 Intraoperative pulmonale Embolie: Literaturübersicht

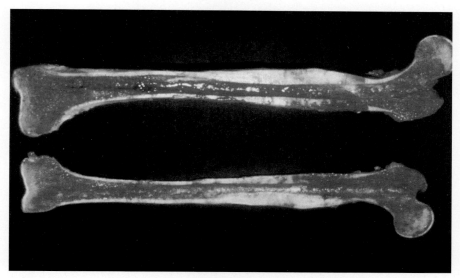

Abb. 10. Längsschnitt durch ein Femurpräparat einer Patientin nach Markraumbohrung bei sklerosierender Osteomyelitis. (Farbige Wiedergabe der Abbildung s. Tafeln im Anhang)

pische Untersuchung des Femurpräparates zeigt einen engen Markkanal mit langstreckiger Sklerosezone (Abb. 9 und 10).

Natürlich stellt diese Komplikation eine tragische Ausnahmesituation dar. Dennoch ist bei Instrumentation des Femurs besonders mit diesen Komplikationen zu rechnen, was insbesondere auch für die intramedulläre Stabilisierung mittels Oberschenkelmarknagel gilt.

2.4.1
Nachweis der Einschwemmung von Knochenmarkfett

Einige Autoren diskutierten schon früh die „traumatische Entstehung der Fettembolie" [19]. In einer Reihe klinischer sowie experimenteller Untersuchungen wird eine Freisetzung von Fett aus dem Frakturspalt bei verschiedenen Knochenbrüchen in Erwägung gezogen. Eine mangelnde Ruhigstellung führt zur Förderung dieser Vorgänge [73, 234, 283]. Schäfer et al. [240] untersuchten im Hundemodell die Auswirkungen einer Oberschenkelfraktur im Zeitverlauf. Es zeigte sich, daß das Ausmaß der Fettembolie früh nach Fraktur am höchsten war. Die Tatsache, daß eine Einschwemmung des Fetts aus dem Bereich der betroffenen Extremität herrührt und nicht durch systemische Freisetzung entsteht, gilt nach Peltier aufgrund 3 verschiedener Phänomene als bewiesen:

1. Im Bereich des Frakturspaltes kommt es zur Ruptur von Fettpartikeln, und ein Austritt in die systemische Zirkulation kann bei erhöhtem „Gewebedruck" ohne weiteres vonstatten gehen [211].

2. Bei Patienten, denen aus experimentellen Gründen ein Tourniquet angelegt wurde, erscheinen keine Fettpartikel in der systemischen Zirkulation [212].

3. Eine begleitende Lipämie bei experimenteller Fraktur im Kaninchen erzeugte keine zusätzlichen Symptome einer Fettembolie [210].

Meek et al. [153] untersuchten Blutproben zur Bestimmung des Triglyceridgehaltes aus der V. femoralis, der A. radialis sowie der V. cubitalis. Es zeigte sich, daß nur bei Traumapatienten pathologisch erhöhte Triglyceridwerte ausschließlich in der Femoralvene nachweisbar waren. Aus den Ergebnissen schlußfolgerten die Autoren, daß

1. *das Fett tatsächlich aus peripheren Frakturen stammt, und daß*
2. *die Lunge als Filter für das freigesetzte Fett wirkt.*

Hausberger u. Whitenack [90] gehen sogar noch einen Schritt weiter und konstatieren:

There is no reason to consider any other fat but marrow fat as the source of pulmonary fat embolism after fracture, since Kerstell and his coworkers have convincingly demonstrated that blood lipids do not contribute to embolic fat seen in the lungs after fracture.

2.4.2
Traumabedingte Einflüsse pulmonaler Reaktionen

2.4.2.1
Hämorrhagischer Schock: Modifikator pulmonaler Reaktionen

Die zentrale Bedeutung der Hämorrhagie für die Entwicklung weiterer posttraumatischer Komplikationen ist seit langem bekannt, und die aggressive Schocktherapie stellt eine der Säulen der Notfalltherapie dar [187]. Dennoch soll der Hämorrhagie auch hier ein separater Abschnitt gewidmet sein, da sie in engem pathogenetischem Zusammenhang mit dem späteren Organversagen steht. Auch im Rahmen des hämorrhagischen Schocks stellt die Lunge das Zielorgan pathogenetischer Veränderungen dar. Grundlage ist ein Kapillarendothelschaden, der sich in allen Organen manifestiert [84, 227] und dessen Symptome sich in einer Störung der Lungenfunktion bemerkbar machen.

Wie entsteht nun dieser Permeabilitätsschaden?

1. Auf dem Boden der Hypoperfusion entwickelt sich eine Hypoxie, die als direkter Mechanismus zur Schädigung der Kapillarmembran führt. Die Besonderheit der Entwicklung eines Lungenschadens ist durch ihre Eigenschaft als größtes Kapillarbett des Körpers bedingt [238].

2. Weitere biochemische Veränderungen verstärken diesen Schaden: Ischämie führt zur lokalen Anhäufung von Xanthin, das zur Entwicklung und Freisetzung aggressiver, toxischer O_2-Radikale führt, die eine zusätzliche Kapillarschädigung bewirken.

3. Bemerkenswert ist, daß die entscheidende Schädigung erst nach der Reperfusion auftritt (Reperfusionsschaden). Diese Reaktion ist im wesentlichen auf die Einschwemmung aktivierter polymorphkerniger Leukozyten und Makrophagen zurückzuführen. Die aktivierten Zellen adhärieren an vorgeschädigten Kapillarendothelien und bewirken über eine Freisetzung lysosomaler Hydrolasen eine zusätzliche Endothelschädigung.

Abb. 11. Radioaktivität über dem Kaninchenfemur vor und nach Blutentnahme. Die plötzliche Aktivitätsabnahme im Sinne einer *Einschwemmung* nach hämorrhagischem Schock wird deutlich. [76]

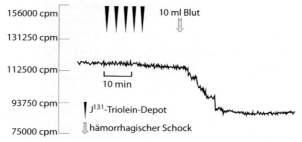

Die klinischen Auswirkungen sind in einer Reihe klinischer Studien nachweisbar gewesen. Permeabilitätsstörungen der Lunge wurden mittels Indikatorverdünnungsmethode gefunden [261]. Permeabilitätsstörungen fanden sich ebenfalls in der Niere und im Darm [127] und im Darm [196]. Post-mortem-Untersuchungen zeigten histologisch einen generalisierten Kapillarschaden mit Betonung der Lunge und lokaler PMNL-Infiltration [174, 197].

Die systemische Zirkulation scheint für die Einschwemmung des Fetts von entscheidender Bedeutung zu sein. Diesbezüglich führte Fuchsig [76] eine tierexperimentelle Untersuchung durch, in der Depots von radioaktiv markiertem Triolein J^{131} in die Weichteile des Oberschenkels von Kaninchen gesetzt wurden (Abb. 11). Es zeigte sich, daß bei stabilem Kreislauf die Radioaktivität zunächst konstant vorhanden ist. Wird allerdings eine *hämodynamisch wirksame Blutentnahme* durchgeführt, so kommt es rasch zum Abfall der lokalen Radioaktivität und zur *Ausschwemmung in die systemische Zirkulation*.

Die Autoren zogen die Schlußfolgerung, daß die Genese einer Fettembolie wesentlich durch eine defizitäre Kreislaufsituation beeinflußt werden kann, und fordern eine adäquate Volumensubstitution auch bei isolierten Frakturen. Schlag et al. [243] fanden in Lungenbiopsien schwerverletzter Patienten eindeutige Fettnachweise. Diese waren immer dann vorhanden, wenn ein Schockzustand stärkeren Ausmaßes bestanden hatte, wurden aber, solange eine ausreichende Volumentherapie durchgeführt worden war, nicht klinisch manifest.

2.4.2.2
Lungenkontusion: Modifikator pulmonaler Reaktionen

Im Bereich einer Lungenkontusion findet sich eine lokale Ischämie mit perifokalem Begleitödem. Auch hier kommt es, wie in der Hämorrhagie, zur Akkumulation aktivierter PMNL, Freisetzung saurer Hydrolasen und Gerinnungsstörungen mit nachfolgenden lokal-vasomotorischen Störungen (Ventilations-Perfusionsverhältnis, pathologisch erhöhter intrapulmonaler Shunt), die den Verhältnissen im ARDS ähneln. Die Entwicklung dieser Veränderungen benötigt Tage, Fulton et al. [77] sprechen deshalb von einer „*progressive nature of pulmonary contusion*".

Der Nachweis gelang zunächst tierexperimentell. Nach schwerem Thoraxtrauma war eine pulmonale Funktionsstörung kurz nach Trauma nicht zu erkennen [77]. Oppenheimer et al. [182] untersuchten die Auswirkungen der Kontusion des rechten unteren Lungenflügels in einem Hundemodell. In diesen Untersuchungen verstärkte sich die Hypoxie auch erst im zeitlichen Verlauf. Dieses wurde durch intrabronchiale Blutungen und durch eine Füllung der Alveolen mit Blut und Plasma erklärt. Zusammenfassend scheint leicht vorstellbar, daß in einer durch Kontusion traumatisierten Lunge zusätzliche Schädigungsmechanismen (z. B. Markembolie) erheblich stärkere Einflüsse haben als in einer „gesunden" Lunge. Klinische oder experimentelle Studien hierzu existieren bisher nicht. Zweck dieses Kapitels soll es deshalb lediglich sein, den Zeitverlauf nach Lungenkontusion zu beschreiben sowie die Auswirkungen einer Lungenkontusion auf das „Zielorgan Lunge" zu verdeutlichen. Eine separate Besprechung des ARDS als Endzustand des Lungenversagens durch *verschiedene Mechanismen* erscheint notwendig und sinnvoll. Zunächst soll jedoch zum besseren Verständnis, d. h. zur Begriffsdefinition der „Fettembolie" und des „Fettemboliesyndroms", eine Beschreibung dieser Syndrome erfolgen.

2.5
Das Fettemboliesyndrom: Posttraumatische Komplikation

2.5.1
Geschichtlicher Überblick

Der Erlanger Pathologe F.A. Zenker schuf 1862 den Begriff der sog. „Fettembolie", als er einen Obduktionsbefund bei einem jungen Mann schildert, der zwischen die Puffer von Eisenbahnwaggons geraten war. Zenker [304] fand mehrfache Rippenfrakturen rechtsseitig, sonst aber keine knöcherne Verletzung:

> *das Abdomen war voll von Blut, die Leber in 2 Teile zerrissen, der Magen präpylorisch in ganzer Zirkumferenz abgerissen, mit Austritt von fetten Speiseresten... und Fett in peripheren Lungenkapillaren.*

Er erklärte sich diese Fettembolie in die Lunge damit, daß es

> *fetten Speiseresten möglich geworden war, in klaffende Mündungen durchrissener Lebervenen geradezu hereingeschleudert zu werden.*

Eine weitere Falldarstellung wird von Bergmann 1873 [19] beschrieben, bei der ein junger Mann nach Oberschenkelfraktur und Thoraxtrauma ebenfalls innerhalb weniger Tage an Lungenversagen verstirbt. Die Sektion ergibt

> *eine distale Oberschenkeltrümmerfraktur rechts, der Verdacht auf Rippenfrakturen bestätigt sich nicht.* Makroskopisch zeigt sich

> *das ausgedehnte Lungenödem als nächste und einzige Ursache.*

Mikroskopisch finden sich *fast auf jedem Schnitte in kleineren Abschnitten der Gefäße wurstförmige Gebilde, deren eigentümliches Lichtbrechungsverhältnis sie als Fetttropfen verrieth...*

2.5 Das Fettemboliesyndrom: Posttraumatische Komplikation

Der Autor diskutiert über die Pathogenese des Syndroms aufgrund eigener tierexperimenteller Untersuchungen. Abhängig von der Menge injizierten Fetts kam es zum respiratorischen Versagen mit letalem Ausgang,

> wenn durch die große Quantität eingespritzten Fetts vollständig der Kreislauf zum linken Herzen innerhalb der Lunge verlegt war. [19]

2.5.2
Epidemiologie und klinische Symptomatik

Bis zum Beginn der 1970er Jahre wurde das Fettemboliesyndrom als entscheidende Komplikation nach schwerem Trauma angesehen und dementsprechend gefürchtet. Das wesentliche Problem bei der Entwicklung eines Fettemboliesyndroms stellte die hohe Letalität dar (Tabelle 11).

Klinische Symptome: Die klassische Symptomatik der Fettembolie (Tabelle 12) beginnt nach einem posttraumatischen symptomfreien Intervall. Baltensweiler [11] fand ein Fettemboliesyndrom bei 91 % der Patienten innerhalb der ersten 3 Tage. Beck u. Colins [14] fanden eine Manifestation nach 24 h bei 60 % und ebenfalls über 90 % in den ersten 3 Tagen. Die klinischen Symptome sind in eine vorwiegend *respiratorische Form* und in eine *zerebrale Form* unterteilt worden. Die zerebrale Form ist als Ausdruck einer systemischen Streuung gewertet worden. Die respiratorische Insuffizienz entwickelt sich mit einem Intervall von 2–3 Tagen und ist röntgenologisch durch eine beidseitige Verschattung (sog. „snow storm appearance") gekennzeichnet. Es entwickelt sich ein zunehmendes Lungenödem, dessen Genese häufig schwierig differentialdiagnostisch abzugrenzen ist.

Tscherne et al. [278] diskutieren folgende Möglichkeiten:

1. Lungenödem bedingt durch hämorrhagischen Schock,
2. zentral bedingtes Ödem bei schwerem Schädel-Hirn-Trauma,
3. durch Nierenversagen bedingtes Ödem,
4. kardial bedingtes Ödem bei Vorschädigung des Herzens,
5. Aspirationspneumonie mit vergleichbaren röntgenologischen Veränderungen,
6. Kontusionsherde der Lunge bei Thoraxtrauma.

Gerinnungsphysiologische Veränderungen gelten im wesentlichen als Sekundärreaktion [11]. Augen: Die Beteiligung der Augen läßt sich klinisch durch Fettnachweis im Augenhintergrund nachweisen [14].

Tabelle 11. Letalität des Fettemboliesyndroms

Jahr	Autor	Letalität (%)
1931	Kilian [118]	45,7
1965	Nöller [171]	48,2
1965	Maurer u. Asang [149]	30,5
1963	Bross et al. [35]	18,2
1966	Magerl u. Tscherne [146]	12,8
1970	Raschke u. Schaal [222]	78,1
1976	Petersmann [216]	16
1977	Baltensweiler [11]	40
1979	Lamphier [133]	30

Tabelle 12. Symptomatik der Fettembolie

Pulmonale Symptome	Kardiale Symptome
1. Dyspnoe	1. Tachykardie
2. Zyanose	2. Blutdruckabfall
3. Tachypnoe	3. Rechtsherzbelastung
4. Hämoptysis, Hustenreiz	4. EKG-Veränderungen
5. Röntgen: „Schneegestöber"	

Zerebrale Symptome	Sonstige Symptome
1. Somnolenz, Koma	1. Fieber (> 38 °C)
2. Unruhe, Angst	2. Angiopathia traumatica retinae
3. Neurologische Anfälle	3. Petechien (Haut, Schleimhaut)
4. Krämpfe	4. Oligurie und Anurie
5. Delirien	5. Ikterus (evtl.)
6. Zentrale Hyperthermie	6. Brechreiz, Erbrechen
7. EEG-Veränderungen	7. Ölgesicht

2.5.3 Pathogenese

Einschwemmungstheorie
Die Diskussion um rein mechanische Effekte als vorherrschende Mechanismen gründete sich auf die sog. klassische mechanische „Einschwemmungs-Theorie" [79]. Diese besagt, daß als Quelle des in der Lunge nachweisbaren Fetts Frakturen der Extremitäten eine entscheidende Rolle spielen [79, 303]. Es wurde auch die Frage gestellt, inwieweit eine Einschwemmung wirklich intravital erfolgt oder ob vorherige Untersucher durch reanimationsbedingte Veränderungen fehlgeleitet worden sind. Palmovic u. McCarroll [185] fanden eine Abhängigkeit von der *Überlebensdauer* und der *Art des Unfalls*. Eine weitere Patientengruppe ohne traumabedingte Todesursache zeigte nach Reanimation (Beatmung und Herzthoraxmassage) in 50 % Anzeichen einer Fettembolie [185].

Lipidstoffwechsel
Die von Lehmann u. Moore [137] schon 1927 diskutierte „physikochemische Theorie" basierte auf Überlegungen, daß das embolisierte Blutfett möglicherweise durch weitere Veränderungen nicht in seiner ursprünglichen Form verbleibt. Unter physiologischen Umständen zirkuliert Fett in der Form von Chylomikronen, Neutralfett an Protein gebunden und Phospholipide. Die Chylomikronen weisen einen Durchmesser von 0,5–1,25 µm auf und passieren deshalb das Kapillarbett der Lunge problemlos. Nach Studien von Liljedahl u. Westermark [140] ist nach Trauma die Stabilität der Chylomikronenemulsion aufgehoben. Es kommt somit zur Aggregation von Fett, zur Bildung von Globuli und zur Embolisierung.

Johnson u. Swanborg [113] zeigten, daß bei traumatisierten Kaninchen regelmäßig pathologisch erhöhte Werte für Gesamtfett, Serumcholesterol und Phospholipide nachweisbar sind.

McNamara et al. [152] zeigten erhöhte Triglyceridwerte und freie Fettsäuren bei Unfallpatienten, die höchsten Werte fanden sich in der Gruppe mit Fettemboliesyndrom.

Nather u. Susani [166] quantifizierten den Fettspiegel im Blut und fanden

Im Armvenenblut zahlreicher Patienten mit schweren Kontusionen und Frakturen 3- bis 5fach erhöhte Fettspiegel.

Bei leichteren Frakturen ohne Schock war der Fettgehalt gegenüber dem Nüchternwert erhöht und erreichte die hohen alimentären Werte.

Endokrine Veränderungen
Andere Autoren brachten die erhöhten Lipidspiegel in Verbindung mit endokrinen posttraumatischen Veränderungen [21, 72]. In tierexperimentellen Untersuchungen war eine erhöhte Katecholaminfreisetzung nach Blutverlusten nachgewiesen worden [141, 287]. Klinische Studien zeigten kurzzeitige posttraumatische Adrenalinkonzentrationsanstiege, Plasma-Noradrenalin ist jedoch für mehr als 1 Woche erhöht [105]. Die Katecholaminspiegel korrelieren ebenfalls mit der Traumaschwere [105] und steigen bei Versterbenden bis zum Tod weiter an, während sich bei Überlebenden eine rasche Normalisierung nachweisen läßt [17]. Eine Verbindung zum Fettemboliesyndrom wurde aufgrund des fettmobilisierenden Effekts von Katecholaminen gesehen [91].

Gerinnungsstörungen
Weitere Untersuchungen zeigten, daß Störungen der Gerinnung ebenfalls eine Rolle spielen [30]. Whitaker et al. führten im Kaninchen eine kontinuierliche Infusion von Adrenalin in verschiedenen Konzentrationen durch. Die Überlebensdauer der Tiere sank mit steigender Dosierung. Ebenso waren Störungen der Gerinnung mit steigender Dosis ausgeprägter. Anhand elektronenoptischer Untersuchungen zeigten sich Kapillargefäßschäden, die als ursächlich für die Gerinnungsschäden angesehen wurden. Erstere waren so ausgeprägt, daß ein Lungenödem resultierte, in Verbindung mit einem generalisierten Permeabilitätsschaden mit meßbarer Auswirkung auf das Plasmavolumen. Eine Heparinisierung bewirkte eine deutliche Verminderung der Mortalität [296].

2.6
Das ARDS: Posttraumatische Komplikation

Das posttraumatische Lungenversagen („Adult Respiratory Distress Syndrome", ARDS) nimmt eine zentrale Rolle in der Entwicklung posttraumatischer Organkomplikationen ein. Es ist gekennzeichnet durch eine therapierefraktäre *Oxygenierungsstörung*. Die respiratorische Insuffizienz entwickelt sich nach dem 4. bis 5. Tag nach dem Trauma [160, 201], die zeitliche Abfolge ist dem Fettemboliesyndrom auffallend ähnlich. Die Lunge versagt als erstes Organ und kann Auslöser des Versagens weiterer Organe sein.

2.6.1
Pathogenese

Die pathogenetischen Zusammenhänge sollen im folgenden kurz zusammengefaßt werden, um die Überschneidungen mit den anderen Krankheitsbildern zu verdeutlichen. Grundlage stellt wiederum die Manifestation eines Kapillarpermeabilitätsschadens dar, der zur Ausbildung eines *Niederdrucklungenödems* führt [253]. Die alveolokapilläre Einheit wirkt als semipermeable Membran, in der ein Teilchentransport von der Kapillare ins Interstitium existiert, wobei vom Interstitium in die Alveole kein Übertritt möglich ist. Eine Kompensation ist teilweise durch Steigerung der Lymphdrainage möglich, ein Mechanismus, welche allerdings einem Transportmaximum unterliegt [253]. Dieser Kapillarschaden ist wiederum abhängig von

- hypoxischer Schädigung (s. 4.4.3),
- PMNL-Aktivierung sowie
- Aktivierung von Plasmakaskaden.

Des weiteren erfolgt eine Aktivierung des Cyclooxygenasesystems, das ebenfalls für Permeabilitätsstörungen und auch für hämodynamische Veränderungen des kleinen Kreislaufs verantwortlich ist. In der Folge entwickelt sich dann eine *therapierefraktäre* Hypoxämie über einen Verlauf von mehreren Tagen, meist innerhalb der 1. Woche. Die klinische Abgrenzung einer therapierefraktären Hypoxämie gegen andere Syndrome, wie z. B. einer Pneumonie oder einer kontusionsbedingten Oxygenierungsstörung, ist häufig schwierig.

2.6.1.1
Die Rolle des Granulozyten

Aktivierte Granulozyten spielen im posttraumatischen Verlauf in der Pathogenese des ARDS eine herausragende Rolle, da sie im Bereich des Kapillarsystems einen Permeabilitätsschaden herbeiführen. Sie reagieren mit der Bildung einer Reihe von Mediatoren, die in den Extrazellulärraum abgegeben werden (Abb. 12). Hierzu gehören Enzyme wie Lysozym, Elastase, Cathepsin G und Collagenase, die umliegendes Bindegewebe und Endothel zerstören können, aber auch Leukotrien B_4, Prostaglandin E_2 und reaktive Sauerstoffradikale. Diese Mediatoren dienen normalerweise der

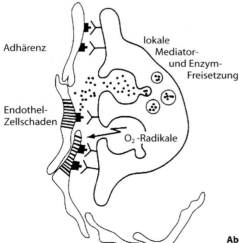

Abb. 12. Schema der Schädigungsmechanismen von PMNL

2.6 Das ARDS: Posttraumatische Komplikation

Infektabwehr, können jedoch zu einer Schädigung des „Wirtsorganismus" führen („Autoaggression"), wenn die Aktivierung der Phagozyten fortbesteht oder Proteaseinhibitoren den entzündlichen Prozeß nicht kontrollieren können. Die genannten Enzyme führen zu einer Depolimerisation von Kollagen, Proteoglykanen und Hyaluronsäuren und haben neben Leukotrien B_4 auch eine leukotaktische Funktion. So werden weitere Phagozyten zum Wirkort Lunge rekrutiert und aktiviert, wo sie zur weiteren Schädigung von Kapillarendothelien und zur Verstärkung des Niederdrucklungenödems beitragen.

Hervorzuheben ist die Produktion von freien reaktiven Sauerstoffspezies. Es entstehen Superoxidradikale (O_2^-) durch Katalyse von Xanthinoxidase im postischämischen Gewebe. Xanthinoxidase liegt im Gewebe vorwiegend als Xanthindehydrogenase vor. Unter Ischämiebedingungen wird dieses Enzym durch eine Ca^{++}-abhängige Protease in Xanthinoxidase überführt. Bei Wiederangebot von Sauerstoff produziert die Xanthinoxidase O_2^-. Dieses Sauerstoffradikal wird als wesentliche Noxe bei dem Postischämiesyndrom betrachtet. Die O_2^--Bildung durch Phagozyten ist normalerweise gering, steigt aber bei Aktivierung dieser Zellen um mehr als das 10fache an („oxidative burst"). Nicht nur opsonierte Bakterien, sondern eine Vielzahl endogener oder exogener Substanzen können in Phagozyten die Radikalbildung anregen, z.B. der Komplementfaktor C5a und Leukotrien B_4. 2 Moleküle O_2^- können spontan oder enzymkatalysiert (SOD) zu Wasserstoffsuperoxyd reagieren (H_2O_2). H_2O_2 hat ebenfalls einen toxischen Effekt auf Endothelien.

Bisher nachgewiesene Wirkungen reaktiver Sauerstoffspezies sind:

- Depolimerisation von Kollagenen, Proteoglykanen, Hyaluronsäuren
- Oxydation von Lipiden
- Denaturierung von Enzymen
- Bildung von Leukotaxineninteraktion mit Arachidonsäuremetaboliten
- Inaktivierung von Proteaseninhibitoren (α_1-Antitrypsin)
- Steigerung der Gefäßpermeabilität
- Membranschädigung von Leukozyten und Erythrozyten

In gesundem Gewebe wird Elastase durch den Inhibitor-α_1-Antitrypsin gehemmt. Letzterer wird durch OH^- und OCL^- irreversibel inaktiviert. Dieser Mechanismus der Inaktivierung von Proteaseninhibitoren, die Bildung leukotaktischer Faktoren, die weitere Exkretion von Proteasen und die Produktion gewebetoxischer Sauerstoffspezies kann zu einem ubiquitär ablaufenden, generalisierten Zellschaden führen, der nicht mehr der körpereigenen Kontrolle unterliegt.

Der Einfluß verschiedener *Kaskadensysteme* in der Genese des ARDS stellt sich komplex dar. Die Abb. 13 zeigt die gegenseitige Abhängigkeit der 4 Plasmakaskaden: Kallikrein-Kinin-, Blutgerinnungs-, Fibrinolyse- und Renin-Angiotensin-System. Alle diese Systeme bewirken eine zelluläre und humorale Aktivierung. Hervorzuheben ist die Funktion des Gerinnungssystems. Mikrovaskuläre Thromben wurden in der Frühphase der ARDS-Forschungen für die Symptome der pulmonalen Hypertonie und Rechtsherzbelastung verantwortlich gemacht.

Es gelang später der Nachweis einer Freisetzung humoraler Faktoren, die als wesentliche Faktoren die pathologische Steigerung des pulmonalarteriellen Drucks bewirken [157]. Jedes dieser Systeme kann durch seine aktivierten Komponenten alle anderen Systeme aktivieren und stimuliert ebenfalls den Arachidonsäuremetabolis-

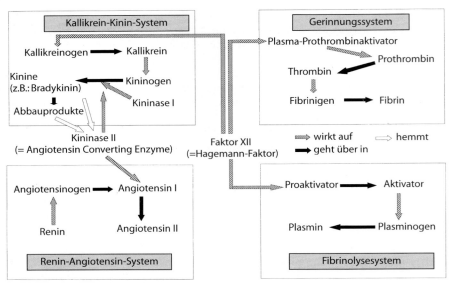

Abb. 13. Gegenseitige Abhängigkeit der Plasmakaskaden

mus in einer Vielzahl von Zielzellen. Alle Systeme bilden eine Reihe von Mediatoren, die auch chemotaktisch auf Granulozyten und Makrophagen wirksam sind. Diese sollen im weiteren näher betrachtet werden, da sie auch einen Einfluß im Zusammenhang mit der Fettembolie haben könnten.

2.6.1.2
Humorale Mechanismen: Arachidonsäureprodukte

Arachidonsäure (5,8,11,14-Eikosatetraensäure) wird aus Phospholipiden durch Aktivierung membranständiger Phospholipase A_2 freigesetzt. Die Aktivierung erfolgt durch Zellmembranschädigungen jeglicher Art. Auf die Arachidonsäure und ihre Metaboliten wirken in Abhängigkeit vom Gewebe verschiedene Enzyme ein, die beispielsweise in den Thrombozyten aus Arachidonsäure den Vasokonstriktor Thromboxan A_2 (Endprodukt Thromboxan B_2) und in den Gefäßendothelien den Vasodilatator Prostacyclin freisetzen. Die beiden großen Gruppen von Arachidonsäuremetaboliten entstehen durch die Aktivität der Cyclooxygenase und der Lipoxygenase. Durch die Cyclooxygenase entstehen die Prostaglandine einschließlich des Prostacyclin und das Thromboxan, während die Lipoxygenase für die Entstehung der Hydroperoxy- und Hydroxysäuren und insbesondere der Leukotriene verantwortlich ist.

Thromboxan B_2 wirkt gefäßkonstriktorisch und fördert die Plättchenaggregation. Hervorzuheben ist die Wirkung von Leukotrien B_4, das stark chemotaktisch auf Leukozyten wirkt. Es fördert ferner die Enzymfreisetzung aus Leukozyten und die Bildung von Sauerstoffradikalen. Die Metaboliten des Arachidonsäuremetabolismus führen somit zu einer Chemotaxis, zur Leukostase und durch die Aktivierung von

2.7 ARDS und Fettemboliesyndrom: Synonym?

Tabelle 13. Wirkungen von Metaboliten der Arachidonsäure. [82]

Metaboliten	Gefäßtonus	Gefäßpermeabilität	Plättchenaggregation	Leukozyten	Bronchien
PGE_2	Dilatation	Zunahme[a]			Dilatation
$PGF_{2\alpha}$	Kontraktion				Konstriktion
PGD_2	Kontraktion		Hemmung	Chemotaxis	Konstriktion
PGI_2	Dilatation	Zunahme[a]	Hemmung		
TXB_2	Kontraktion		Förderung		Konstriktion
LTB_4		Zunahme[b]		Chemotaxis	
LTC^4	Kontraktion	Zunahme[a]			Konstriktion
LTD_4	Kontraktion	Zunahme[a]			Konstriktion

[a] In Anwesenheit anderer Mediatoren (z. B. Histamin, C5a).
[b] in Gegenwart von neutrophilen Granulozyten.

Granulozyten und Makrophagen zur Freisetzung lysosomaler Enzyme und weiterer endothelschädigender Faktoren aus diesen Zellen.

Bemerkenswert ist die bei allen Metaboliten vorhandene Steigerung der Permeabilität, die in der Lunge zur Ödementwicklung beitragen kann. Des weiteren ist bezüglich der oben diskutierten Freisetzung von *Thromboxan* nach Markraumbohrung die Kombination negativer Wirkungen auf die Hämodynamik, die Gerinnungsphysiologie und die Bronchialmuskulatur bedeutsam (Tabelle 13).

2.7 ARDS und Fettemboliesyndrom: Synonym?

Als Resümee dieses Kapitels wird deutlich, daß der *Lunge* sowohl als *Filterorgan* aus der Peripherie eingeschwemmter Bestandteile, als auch als *Zielorgan biochemischer und immunologischer Mechanismen* eine zentrale Rolle zukommt.

Das „klassische Bild" des Fettemboliesyndroms ist heute aufgrund der Prinzipien der prophylaktischen Intubation und Beatmung kaum mehr nachweisbar. Schon Murray [164] diskutiert, inwieweit zwischen den Syndromen „Schocklunge", „Da-Nang-Lunge", „traumatisches Lungenödem", „akutes Atemnotsyndrom (ARDS)" und dem FES überhaupt ein Unterschied besteht. In weiteren Publikationen wird dann die Unterscheidung zwischen dem Terminus „Fettemboliesyndrom" und dem ARDS immer seltener getroffen.

Dies mag damit zusammenhängen, daß natürlich im Verlauf der 70er Jahre die Beatmungsmöglichkeiten aufgrund technischer Fortschritte wesentlich verbessert wurden, so daß es zu dem Vollbild der Fettembolie immer seltener kam und die respiratorische Insuffizienz als im zeitlichen Verlauf früheste posttraumatische Komplikation in den Vordergrund rückte. Bemerkenswert erscheint jedoch, daß eine starke Überlappung pathogenetischer Merkmale zwischen ARDS und FES besteht. Im späteren Verlauf eines schweren ARDS, d.h. bei Ausbildung des Vollbildes eines MOV, wird dies um so deutlicher (Störungen der Gerinnung, DIC, Störungen der Mikrozirkulation etc.).

Zusammenfassend kann die Schlußfolgerung getroffen werden, daß die oben genannten Begriffe *kein Synonym* darstellen. Allerdings scheinen Unterschiede der Syndrome z.T. durch geänderte Therapieprinzipien beeinflußt, so daß der Patient aufgrund verbesserter intensivtherapeutischer Maßnahmen überhaupt bis zum Erreichen späterer Krankheitsstadien überlebt. Wesentliche pathogenetische Mechanismen stimmen zwischen beiden Syndromen überein (Lungenödem, Gerinnungsstörung). Es stellt sich die Frage, ob nicht Unterschiede pathogenetischer Mechanismen auch durch die heute deutlich differenzierteren meßtechnischen Möglichkeiten begründet sind.

3 Ziel der Untersuchung und Fragestellung

Es sollte Ziel der vorliegenden Untersuchungen sein, einen möglichen Zusammenhang zwischen intramedullären Verfahren zur Stabilisierung der Femurfraktur bei Polytrauma unter besonderer Berücksichtigung der Thoraxverletzungsschwere klinisch und im Experiment zu untersuchen. Folgende Fragestellungen erschienen von Bedeutung:

1. Ist in einem Kollektiv Schwerverletzter ein Einfluß der intramedullären Frakturversorgung des Femur auf die Entwicklung postoperativer pulmonaler Komplikationen nachweisbar?

2. Hat der Schweregrad einer begleitenden Thoraxverletzung einen Einfluß auf die Auswirkungen der Frakturversorgung hinsichtlich einer ARDS-Inzidenz und weiterer intensivmedizinischer Komplikationen?

3. Sind Auswirkungen einer OSMN auf die pulmonale Hämodynamik sowie mikrovaskuläre Permeabilität tierexperimentell nachweisbar und bestehen additive bzw. potenzierende Effekte durch zusätzliches Trauma (z. B. hämorrhagischer Schock und Lungenkontusion)?

4. Ist eine mögliche Lungenfunktionsstörung ausschließlich hämodynamisch bzw. mechanisch bedingt oder spielen humorale und zelluläre Faktoren eine Rolle?

5. Gibt es Unterschiede der pulmonalen Auswirkungen bei präexistenter Schädigung (hämorrhagischer Schock, Lungenkontusion) in Abhängigkeit von verschiedenen Bohrverfahren?

6. Kann durch die Wahl eines intramedullären Verfahrens ohne Markraumbohrung eine Verringerung potentiell schädigender Mechanismen tierexperimentell oder klinisch erreicht werden und resultieren hieraus möglicherweise Auswirkungen auf die Prinzipien der Frakturversorgung?

4 Pulmonale Komplikationen bei Schwerverletzten nach Marknagelung des Oberschenkels: Retrospektive Untersuchung

4.1
Einleitung

Wie zum Ende von Kap. 1.3 dargelegt, waren bei bisher durchgeführten Studien bezüglich pulmonaler Komplikationen nach Stabilisierung des Femurs die Schlußfolgerungen aufgrund verschiedener Sachverhalte angreifbar. Es sollte daher in der vorliegenden Untersuchung die Auswertung eines größeren, spezifisch definierten Patientenkollektivs durchgeführt werden, bei dem als ausschließliche Frakturversorgung des Femurs eine OSMN nach Markraumbohrung durchgeführt wurde.

4.2
Material und Methoden

4.2.1
Definitionen

1. Verletzungsschwere: Es wurde die allgemeine Verletzungsschwere nach dem „Hannover Polytraumaschlüssel" klassifiziert [179]. Zusätzlich erfolgte die Einteilung nach dem „Injury Severity Score", abgeleitet vom „Abbreviated Injury Score" (AIS/ISS) [9] sowie dem Injury Severity Score nach dem „Hospital Trauma Index" (HTI/ISS) [3].

2. Schädel-Hirn-Trauma: Der Schweregrad der Schädel-Hirn-Verletzung wurde anhand der „Glasgow Coma Scale" beurteilt [272]. Ein schweres Schädel-Hirn-Trauma lag bei einem initialen Glasgow Coma Scale-Wert von weniger als 8 Punkten vor.

3. Primäre OSMN: Eine *primäre* OSMN lag bei operativer Versorgung *innerhalb von 24 h nach Trauma* vor. Es wurden in die retrospektive Untersuchung lediglich Patienten aufgenommen, bei denen die Marknagelung nach Aufbohrung des Markraumes durchgeführt wurde. In dem gesamten Untersuchungszeitraum der retrospektiven Studie wurde die Marknagelung und Markraumbohrung mit dem AO-Universal-Instrumentarium durchgeführt.

4. Sepsis: Die Diagnose einer chirurgischen Sepsis wurde bei einem Temperaturanstieg > 38,5°, Leukozytose und Nachweis einer positiven Blutkultur gestellt.

5. Pneumonie: Radiologisch, bakteriologisch und klinisch nachgewiesene pulmonale Infektion.

4.2 Material und Methoden

6. *Posttraumatisches Lungenversagen (ARDS):* Ein ARDS wurde gemäß einer erweiterten Definition nach Pepe et al. [214] diagnostiziert:

- Beatmung > 5 Tage und
- $FiO_2 \geq 0,6 > 5$ Tage und
- PEEP > 6 cm H_2O > 5 Tage und
- beidseitige diffuse Infiltrationen im Thoraxröntgenbild (keine Pneumonie) und
- kein kardiogenes Lungenödem.

7. *Akutes Nierenversagen:* Posttraumatische Niereninsuffizienz gemäß dem Einzelwert des Scores nach Moore (s. unten) oder Dialysepflichtigkeit.

8. *Multiples Organversagen (MOV):* Die Diagnose eines MOV wurde nach einem Punktsystem (MOV-Score) diagnostiziert [158]. Ein MOV wurde angenommen, wenn der MOV-Score 10 oder mehr Punkte an mindestens 2 aufeinanderfolgenden Tagen betrug.

9. *Schweres Thoraxtrauma:* Ein schweres Thoraxtrauma wurde diagnostiziert, wenn ein Punktwert von > 9 Punkten nach PTS oder von > 2 Punkten nach AIS/ISS vorlag.

4.2.2
Patientenauswahl

766 schwerverletzte Patienten der Unfallchirurgischen Klinik der Medizinischen Hochschule Hannover aus dem Zeitraum zwischen Januar 1982 und Dezember 1991 wurden einer retrospektiven Analyse zugeführt. Hieraus wurden zunächst diejenigen Patienten mit einem Oberschenkelbruch selektiert. Des weiteren wurden Patienten gemäß den folgenden Einschlußkriterien in die Untersuchung aufgenommen:

- Alter > 15 Jahre,
- Femurschaftbruch, stabilisiert durch Femurnagelung nach Aufbohrung,
- primäre operative Behandlung UCH MHH (Verlegung < 8 h),
- Injury Severity Score > 18 Punkte, PTS > 30 Punkte,
- kein Tod durch Schädel-Hirn-Trauma,
- kein Tod durch hämorrhagischen Schock.

4.2.3
Gruppeneinteilung

Gemäß des Schweregrades des Thoraxtraumas wurden die Patienten in 2 Hauptgruppen unterschieden:

- *Thoraxtrauma:*   Gruppe T: ($PTS_{Thorax} \geq 9$ Punkte, $AIS_{Thorax} \geq 2$ Punkte)
- *kein Thoraxtrauma:* Gruppe N: ($PTS_{Thorax} < 9$ Punkte, $AIS_{Thorax} < 2$ Punkte)

Eine weitere Verteilung in Untergruppen wurde nach den oben genannten Kriterien des Versorgungszeitpunktes vorgenommen. Primäre OSMN (innerhalb von 24 h nach Trauma) und sekundäre OSMN (nach 24 h nach Trauma) stellten die Untergruppen dar.

Die 4 Patientengruppen verteilten sich somit wie folgt:

- *Gruppe T I:* Thoraxtrauma, primäre OSMN (< 24 h),
- *Gruppe T II:* Thoraxtrauma, sekundäre OSMN,
- *Gruppe N I:* kein Thoraxtrauma, primäre OSMN (< 24 h),
- *Gruppe N II:* kein Thoraxtrauma, sekundäre OSMN.

Bei allen Patienten erfolgte die Festlegung der Verletzungsschwere in den 3 oben angegebenen Scoringsystemen. Daten der Rettungsphase sowie der Primärtherapie wurden dokumentiert. Weitere Parameter stellten die Beatmungsdauer, Dauer des Intensivstationsaufenthalts und weitere Basisdaten des intensivmedizinischen Verlaufs dar. Komplikationen im Intensivverlauf wurden anhand der Akten gemäß den oben genannten Kriterien beurteilt. Zur Analyse der Todesursachen wurde die klinische sowie die rechtsmedizinische Diagnose berücksichtigt.

Der klinische Verlauf wurde anhand hämodynamischer, pulmonaler und hämatologischer Daten beurteilt. Weitere Organfunktionsparameter (Kreatininspiegel, Leberfunktionsenzyme) wurden ebenfalls zur Beurteilung herangezogen. Nach Erhebung am Aufnahmetag wurden alle Parameter im wöchentlichen Verlauf während der intensivmedizinischen Phase erhoben. Den letzten Dokumentationszeitpunkt stellte die Entlassung von der Intensivstation bzw. bei Versterbenden die letzten Funktionsparameter ante mortem dar.

4.3
Statistik

Die Speicherung und Bearbeitung der Daten erfolgte in einem Dateiverarbeitungsprogramm (DBASE IV$^+$). Hier wurden wiederum Unterdateien bezüglich Verletzungsdiagnosen, Rettungsdaten, intensivmedizinischer Parameter und Komplikationen eingerichtet. Die Testung verschiedener Parameter geschah einzeln auf signifikante Unterschiede der Untergruppen.

Für die retrospektive Untersuchung erfolgte die statistische Auswertung anhand des „Fischer Exact Tests". Die Signifikanzgrenze wurde bei $p < 0{,}05$ festgelegt. Bei Vorhandensein größerer Unterschiede ist die Signifikanz im Text angegeben. Alle Daten im Ergebnisteil sind als Mittelwert $\pm$ Standardabweichung angegeben.

4.4
Ergebnisse

Von 766 schwerverletzten Patienten wurden folgende Gruppen von der Auswertung gemäß den vorher definierten Kriterien ausgeschlossen (Abb. 14).

Es verblieben 106 Patienten, die in die Auswertung einbezogen wurden: 76 Patienten (72 %) waren männlich und 30 (28 %) weiblich. Insgesamt wurden 99 Patienten (93,4 %) am Unfallort intubiert. Die Verteilung auf die verschiedenen Rettungssysteme gestaltete sich wie folgt: Bei weitem die Mehrzahl der Patienten wurde mittels Luftrettung eingeliefert (n = 68, 64 %), der Rest durch bodengebundene Rettungssysteme. Insgesamt 84 Patienten (79 %) wurden primär in die Unfallchirurgische Klinik

4.4 Ergebnisse

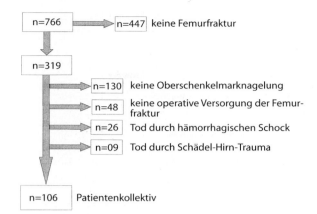

Abb. 14. Darstellung des Patientenkollektivs der retrospektiven Studie

eingeliefert, 22 Patienten (21 %) wurden von anderen Kliniken innerhalb von 8 h nach Trauma überwiesen.

Die demographischen Daten der Hauptgruppen verteilten sich wie folgt (Tabelle 14).

Die Altersverteilung, Rettungszeit und Bergungszeit waren in beiden Hauptgruppen vergleichbar. In Gruppe T wurde insgesamt signifikant mehr Volumen auf dem Transport in die Klinik verabreicht (p < 0,05).

In Tabelle 15 beschreibt die Rettungszeit das Intervall *Unfall bis Eintreffen Notarzt*, die Bergungszeit das Intervall *Unfall bis Einlieferung* in die Klinik und Vol./24 h die *Volumengabe der ersten 24 h* unabhängig von der Art der Volumengabe. Die 106 Patienten verteilten sich in 2 Haupt- und jeweils 2 Untergruppen.

Verletzungsschweregrad

Patienten ohne Thoraxtrauma (N) zeigten eine Tendenz zu insgesamt niedrigerer Verletzungsschwere, signifikante Unterschiede zu T-Patienten fanden sich jedoch nicht (Tabelle 16). Diese Tendenz war im wesentlichen auf die Thoraxverletzungs-

Tabelle 14. Demographische Daten der Hauptgruppen

Parameter	Gruppe T	Gruppe N
Alter (Jahre)	29,1±3,0	26,6±3,8
Weiblich/männlich	32 w / 18 m	38 w / 18 m
Rettungszeit (min)	14,8±2,3	13,7±3
Bergungszeit (min)	50,6±8,9	51,2±12
Infusionsmenge während des Transports (ml)	2600±289	1760±174

Tabelle 15. Demographische Daten im Gruppenvergleich

Gruppe	Anzahl (n)	Alter (Jahre)	Rettungszeit (min)	Bergungszeit (min)	Vol./24 h (l)
Gruppe T I	24	28,8±2,5	14±2,5	51,3±12,6	12,2±6,9
Gruppe T II	26	29,3±2,6	17±2,3	51,2±13,8	13,7±10,2
Gruppe N I	33	27,2±2,4	15±1,4	55,4±6,6	14,3±6,5
Gruppe N II	23	23,9±4,1	12±3	41,6±11,8	9,9±5,7

	T I	T II	N I	N II
$PTS_{Schädel}$	3,3±1,9	3,7±1,9	2,9±1,6	3,9±2,1
PTS_{Thorax}	9,6±2,7	9,7±2,4	1,6±1,0	1,3±1,2
$PTS_{Abdomen}$	4,3±2,9	4,2±2,8	3,8±3,0	4,2±3,4
PTS_{Becken}	8,2±4,8	9,5±6,3	10,1±6,9	9,91±7,3
$PTS_{Extremität}$	12,9±8,2	13,40±10,3	12,1±8,9	11,9±7,8
PTS_{Gesamt}	43,5±12,1	46,7±10,2	34,3±11,7	33,1±11,1

Tabelle 16. Verteilung des Verletzungsschweregrades nach dem Hannover Polytraumaschlüssel (PTS) (Median ± Standardabweichung)

	T I	T II	N I	N II
AIS_{Kopf}	1,8±1,1	2,1±1,2	1,7±1,1	2,6±1,4
$AIS_{Gesicht}$	0,8±1,3	0,9±1,4	0,9±1,4	1,3±1,8
AIS_{Thorax}	3,3±0,5	3,4±0,6	0,2±0,5	0,1±0,2
$AIS_{Abdomen}$	1,2±1,8	1,2±1,8	0,6±1,4	0,6±1,4
$AIS_{Extremität}$	3,0±0,2	3,0±0,3	3,1±0,4	3,1±0,3
AIS_{Extern}	0,5±0,8	0,7±0,9	0,6±0,9	0,6±0,9
ISS	33,4±16,7	32,4±17,4	22,1±11,7	26,3±15,2
GCS	12,1±8,1	13,7±8,7	14,8±7,1	9,1±11,1

Tabelle 17. „Injury Severity Scale" und „Glasgow Coma Scale" im Gruppenvergleich. ISS und GCS sind als Median ± Standardabweichung angegeben

Gruppe	T I	T II	N I	N II
Rippenfrakturen	4	3	–	–
Rippenserienfrakturen	17	19	–	–
Hämatothorax	11	10	1	–
Pneumothorax	9	6	–	–
Hämatopneumothorax	4	3	–	–
Lungenkontusion einseitig	16	19	–	–
Lungenkontusion beidseits	7	2	–	–
Aortenruptur	–	1	–	–
Zwerchfellruptur	1	3	0	0
Lebereinriß	6	2	1	2
Milzruptur	5	8	4	3
Darmperforation	3	6	3	5
Beckenfraktur: stabil	8	2	1	5
Beckenfraktur: instabil	1	2	1	2
Beckenfraktur: offen	0	0	1	0
Femurfraktur: geschlossen, einfach	18	21	26	20
Femurfraktur: geschlossen, mehrfragmentär	2	2	1	–
Femurfraktur: offen	4	3	6	3

Tabelle 18. Anatomische Verletzungsverteilung. Die *Zahlen* repräsentieren die Zahl der Diagnosen in der jeweiligen Gruppe

Gruppe	T I	T II	N I	N II
Thoraxdrainage	11	15	–	1
Kraniotomie	–	1	–	–
Thorakotomie	–	1	–	–
Laparotomie	7	5	6	3

Tabelle 19. Verteilung lebenserhaltender Soforteingriffe und -operationen im Bereich des Körperstamms und des Schädels. (Die Zahlen repräsentieren die Anzahl der Operationen in der jeweiligen Gruppe)

schwere zurückzuführen. Der Schweregrad der abdominellen Verletzungen war ebenfalls etwas höher bei Patienten mit Thoraxtrauma (statistisch nicht signifikant). Bei N-II-Patienten war der höchste Schweregrad an Kopfverletzungen feststellbar (niedrigster Wert des GCS: 9,1 Punkte, Tabelle 17).

Es zeigt sich, daß die Inzidenz von Rippenserienfrakturen, Hämatothoraces und Lungenkontusionen zu der Thoraxverletzungsschwere beitrug (Tabelle 17). Die Inzi-

4.4 Ergebnisse

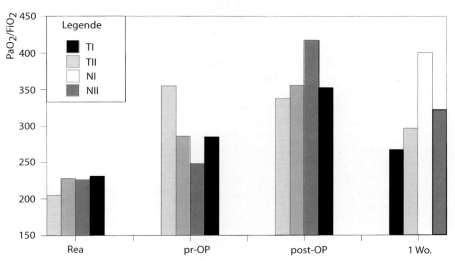

Abb. 15. Perioperative systemische Oxygenierung (Horovitz-Quotient) im Gruppenvergleich

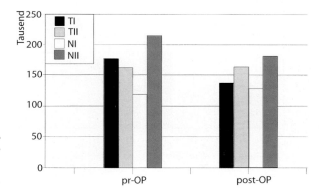

Abb. 16. Perioperative Thrombozytenzahlen im Gruppenvergleich. Es bestanden keine signifikanten Gruppenunterschiede

denz von Leber- und Milzverletzungen war bei allen Gruppen vergleichbar (Tabelle 18). Die Verteilung operativer Interventionen mit Ausnahme von Extremitätenverletzungen ist in Tabelle 19 dargelegt.

Zur Beurteilung der Lungenfunktion wurde der Oxygenierungsquotient nach Horovitz gebildet (PaO_2/FiO_2) (Abb. 15). Es zeigte sich, daß bei vorhandenem Thoraxtrauma nach primärer Operation eine Tendenz zu schlechterer Oxygenierung postoperativ bestand (Gruppe T I) (nicht signifikant). Bei vorhandenem Thoraxtrauma und späterer Marknagelung mit Aufbohrung ist diese Tendenz nicht mehr vorhanden (Gruppe T II).

Als allgemeiner Parameter des postoperativen Verlaufes wurde die Thrombozytenzahl im zentralvenösen Blut bestimmt (Abb. 16). Hier zeigte sich ein deutlicher

Einfluß des primären Operations-Traumas in beiden Gruppen. Ein signifikanter Unterschied zwischen den Gruppen zeigte sich im Vergleich von prä- zu postoperativen Werten nicht. Allerdings war in der T-I-Gruppe wiederum eine Tendenz zur Verschlechterung des postoperativen Wertes vorhanden, während die Werte in der T-II-Gruppe stabil blieben.

Die Beatmungsdauer sowie der Gesamtintensivverlauf waren insgesamt länger bei sekundärer Versorgung der Femurfraktur (Abb. 17). Dieser Unterschied war signifikant im Vergleich der Untergruppen ohne Thoraxtrauma (N-I-Patienten und N-II-Patienten). Bei Patienten mit Thoraxtrauma war diese Tendenz weder für Beatmungsdauer noch für die Beatmungszeit signifikant.

Wir fanden die niedrigste Pneumonieinzidenz bei N-I-Patienten (Abb. 18). T-I-Patienten hatten eine hohe Pneumonieinzidenz, diese war insgesamt vergleichbar wie in Gruppe N II. Signifikante Unterschiede zwischen den Untergruppen waren nicht nachweisbar.

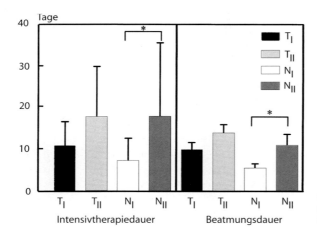

Abb. 17. Intensivstationsaufenthaltsdauer und Beatmungsdauer beim Gruppenvergleich

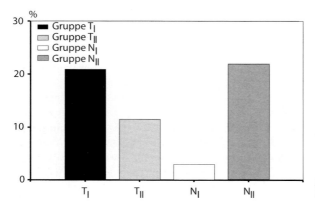

Abb. 18. Pneumonieinzidenz im Gruppenvergleich

4.5 Diskussion

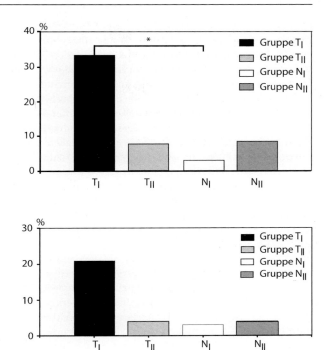

Abb. 19. ARDS-Inzidenz im Gruppenvergleich

Abb. 20. Mortalität im Gruppenvergleich

Die Untersuchung der ARDS-Entwicklung zeigte im Gruppenvergleich die höchste Inzidenz bei T-I-Patienten (Abb. 19). Diese war signifikant höher als bei T-I-Patienten ($p < 0,05$). Bei T-Patienten zeigte sich eine Tendenz zu höherer ARDS-Inzidenz bei primärer Versorgung. Signifikante Unterschiede fanden sich jedoch nicht. Bei N-Patienten war unabhängig vom Versorgungszeitpunkt eine vergleichbare ARDS-Inzidenz feststellbar.

Die höchste Mortalität war mit 21% in der Gruppe mit Thoraxtrauma mit primärer OSMN vorhanden (T I) (Abb. 20).

In allen anderen Gruppen war die Mortalität niedrig. Bei Untersuchung der Todesursachen zeigte sich, daß die Versterbensrate im wesentlichen auf die Entwicklung eines ARDS zurückzuführen war.

4.5
Diskussion

Die Konzeption dieser Untersuchung als retrospektive Studie stellt einen Nachteil dar. Es ist nicht auszuschließen, daß Art und Zeitpunkt der Frakturversorgung, die jeweils präoperativ in Anbetracht des jeweiligen Zustands des Patienten als indiziert gesehen worden waren, einen Einfluß auf die Auswertung hatten. Um diesen Nachteil auszugleichen oder zumindest zu minimieren, wurden enge Einschlußkriterien gewählt. Im Gegensatz zu vorherigen Studien [16, 24, 112] wurden diejenigen Patienten ausgeschlossen, die im hämorrhagischen Schock oder an den Folgen eines schweren Schädel-Hirn-Traumas verstarben. Auch solche Patienten, bei denen keine operative Versorgung der Femurfraktur durchgeführt wurde, kamen nicht in die Auswertung. Bei den primär in unserer Klinik behandelten Patienten (79 %) waren keine statistischen Unterschiede zwischen den Gruppen oder Untergruppen bezüglich des therapeutischen Intervalls und der Rettungszeit vorhanden. Wie im Ergebnisteil gezeigt, war bei denjenigen Patienten, die die Einschlußkriterien erfüllten, (106 von 766 Schwerverletzten), eine vergleichbare Qualität der Initialversorgung (Rettungs- bzw. Bergungszeit) vorhanden; auch zeigten sich in den Untergruppen keine signifikanten Unterschiede der Verletzungsschwere. Wir denken deshalb, daß die Ergebnisse der Auswertung valide genug sind, um verläßliche Schlußfolgerungen ziehen zu können.

Zeitpunkt der Frakturversorgung und postoperative Komplikationen
Unsere Ergebnisse stimmten z.T. für Patienten ohne Thoraxtrauma mit den in der Literatur angegebenen überein. Bei Patienten *ohne* Thoraxverletzung (Gruppe N I, N II) war die frühe OSMN mit einer signifikant niedrigeren Beatmungsdauer und einem kürzeren Intensivstationsaufenthalt vergesellschaftet. Des weiteren fand sich in der Gruppe ohne schweres Thoraxtrauma eine höhere Pneumonierate, wenn erst sekundär operiert wurde (n.s. im Vergleich der Untergruppen). Diese Ergebnisse weisen auf einen positiven Effekt der primären Versorgung hin. In einer Reihe von Studien wurden vergleichbare Ergebnisse gefunden. Deshalb wird generell die primäre Versorgung als günstig im Hinblick auf die Infektrate sowie die Inzidenz von Pneumonie und ARDS angesehen [16, 24, 83, 112, 236, 249].

Im Gegensatz dazu war in unserer Studie bei Patienten *mit* schwerem Thoraxtrauma ein schlechterer Verlauf zu verzeichnen, wenn das Prinzip der primären intramedullären Frakturversorgung berücksichtigt wurde (Gruppen T I). Die Patienten der Gruppen T I wiesen eine höhere ARDS-Inzidenz auf im Vergleich mit denen ohne Thoraxtrauma (N 1) ($p < 0,05$) und im Vergleich zur Gruppe T II (n.s.). Aufgrund unserer strikt gewählten ARDS-Definition wurden die Patienten mit einer transienten Verschlechterung der Lungenfunktion herausgefiltert, was die hohe Letalität an ARDS erklärt. Der Schweregrad der Thoraxverletzung, der als prädisponierender Faktor des ARDS bekannt ist [175], ist bei den Thoraxtraumatisierten nicht als wesentliche Einflußgröße anzusehen, da er bei primär und sekundär operierten Patienten (T I, T II) vergleichbar war. Auffällig war deshalb die außergewöhnlich hohe ARDS-Inzidenz bei T-I-Patienten, die mit großer Wahrscheinlichkeit auf den Zeitpunkt der intramedullären Versorgung der Oberschenkelfraktur zurückzuführen ist.

Die Intubationsdauer, Beatmungsdauer und der Intensivstationsaufenthalt waren auf den ersten Blick bei T-I-Patienten kürzer als bei Patienten der T-II-Gruppe; der mittlere Todeszeitpunkt betrug bei T-I-Patienten $13,2 \pm 11,1$ Tage und bei T-II-Patienten $35,1 \pm 8,1$ Tage. Allerdings werden die Zahlen durch die Tatsache relativiert, daß eine Anzahl von T-I-Patienten ein ARDS entwickelten und schon in der 1. Woche nach Trauma verstarben. Die mittlere Überlebensdauer dieser ARDS-Patienten betrug lediglich $8,5 \pm 9,8$ Tage. Die Daten der Ventilationsparameter sind somit für die Gruppe T I als falsch-niedrig zu betrachten. Unseren Ergebnissen zufolge scheint die Kombination von Schwerverletzung mit Thoraxtrauma und Frühversorgung innerhalb der ersten 24 h mittels Femurnagelung nach Aufbohrung mit einem erhöhten ARDS-Risiko einherzugehen [189].

4.5 Diskussion

Diese Ergebnisse stehen im Gegensatz zu anderen Studien, aufgrund derer eine primäre OSMN unabhängig von der Verletzungsverteilung generell empfohlen wurde [24, 112, 236, 249]. Es ist zu vermerken, daß in diesen Studien der Einfluß eines Thoraxtraumas nicht gesondert untersucht wurde. Weiterhin ist aus mehreren anderen Gründen die Vergleichbarkeit dieser Daten mit der vorliegenden Studie als eingeschränkt zu bewerten:

1. In ihrer retrospektiven Studie nahmen Johnson et al. [112] Patienten in die Auswertung auf, die aufgrund ihres schlechten klinischen Zustandes nicht operabel waren. Diese Patienten wurden der sekundär operierten Gruppe zugeordnet. Natürlich sind diese schwerstverletzten Patienten erheblich gefährdet in bezug auf die Entwicklung eines ARDS und weisen eine hohe Letalität auf. Die Instabilität dieser Patienten ist als einer der wichtigsten Gründe dafür anzusehen, daß *keine* operative Versorgung durchgeführt wurde. Die Zuordnung dieser sehr gefährdeten Gruppe von Patienten zu denen mit sekundärer Versorgung kann zu einer falsch-hohen Anzahl von Komplikationen (ARDS-Inzidenz) in der Gruppe der sekundär versorgten Patienten führen. Wir halten die Einbeziehung von Patienten ohne Versorgung des Femurs in eine Studie über den Versorgungszeitpunkt der Fraktur deshalb für nicht zulässig. Hätten wir beispielsweise in unserer Studie diese Patienten ebenfalls mit ausgewertet, so hätte bei den 766 Schwerverletzten die Letalität nicht 7,5 %, sondern 20 % betragen.

2. In anderen Untersuchungen wurden auch Patienten mit isolierter Femurfraktur in die Untersuchung mit einbezogen [16, 24]. Diese Patienten machten 50 % oder mehr der gesamten Studiengruppe aus. Der Einschluß diese definitionsgemäß *nicht* polytraumatisierten Patientengruppe in eine Studie, die die Auswirkungen des Operationszeitpunktes bei schwerer Verletzung untersuchen soll, erscheint fragwürdig. Insbesondere das Risiko posttraumatischer pulmonaler Komplikationen ist bei Vorliegen einer isolierten Verletzung bekanntermaßen deutlich geringer als bei Polytrauma.

3. Zusätzliche Unterschiede aufgrund verschiedener Einschlußkriterien sind ebenso als Einflußgrößen zu diskutieren. Wären in den vorherigen Studien diejenigen Patienten ausgeschlossen worden, die im hämorrhagischen Schock oder durch schweres Schädel-Hirn-Trauma verstarben, so wäre in diesen Studien die Letalität noch geringer gewesen (Bone: 1,1 %, Johnson: 3 %).

4. Zur Klassifikation der Verletzungsschwere wurde von den am häufigsten zitierten Autoren [24, 112, 249] ein „Injury Severity Score, ISS" anhand des „Hospital Trauma Index" (HTI/ISS) [3] anstatt des AIS („Abbreviated Injury Score", AIS/ISS) [9] verwendet. Seibel berichtet von einem Schweregrad von 36,3 und 37,3 Punkten (HTI/ISS) [249]. Bone et al. [24] fanden 31,8 und 31,3 Punkte (HTI/ISS) in den schwerstverletzten Gruppen; Johnson et al. [112] beschreiben 38,0 und 38,2 Punkte nach HTI/ISS. Unsere Patienten wurden routinemäßig der Klassifikation nach AIS/ISS unterzogen. Um die Verletzungsschwere mit derjenigen der anderen Studien zu vergleichen, berechneten wir bei unseren Patienten ebenfalls den HTI/ISS. Auf dieser Basis fanden sich Werte von $52{,}2 \pm 14{,}7$ Punkten in der T-I-Gruppe, $55{,}2 \pm 7{,}8$ Punkten in der T-II-Gruppe, $33{,}5 \pm 15{,}1$ Punkten bei N-I-Patienten und $43{,}7 \pm 13{,}5$ Punkten bei N-II-Patien-

ten. Somit war die Verletzungsschwere in unserer Studie erheblich höher als in den oben zitierten Studien. Diese Tatsache spiegelt sich auch in den Daten der Letalität wider, die in der vorliegenden Studie bei 7,5 % lag, bei Bone 1,6 % betrug und bei Johnson 6,1 %. In unserer Studie wies die Gruppe mit der niedrigsten Verletzungsschwere (Gruppe N I, HTI/ISS = 33,5) eine vergleichbare Dauer der Intensivbehandlung auf, wie bei Johnson (7,2 Tage) und Bone (7,6 Tage) die Patientengruppen mit der höchsten Verletzungsschwere. Alle anderen Gruppen wiesen bei höherer Verletzungsschwere einen längeren Intensivstationsaufenthalt auf. Daten der Volumentherapie spiegeln diese Situation ebenfalls wider. Die Volumenmenge, die Patienten der vorliegenden Studie innerhalb der ersten 24 h verabreicht wurde, ist als recht hoch anzusehen: Im Mittel erhielten T-I-Patienten 12,2 ± 6,9 l, T-II-Patienten erhielten 13,7 ± 10,2 l, N-I-Patienten wurden 14,3 ± 6,5 l und N-II-Patienten wurden 9,9 ± 5,7 l kristalloider Lösung infundiert. Auch die Anzahl der Blutkonserven weist auf die erhebliche Traumaschwere hin. In vorherigen Studien [112] erhielten die Patienten insgesamt 11,4 ± 14,2 Blutkonserven innerhalb der 1. Woche nach Trauma. Eine vergleichbare Menge wurde in der vorliegenden Studie innerhalb der ersten 24 h verabreicht.

5. Zur Gewährleistung der Vergleichbarkeit der Studien ist ebenfalls die Definition des ARDS von Bedeutung. Bei Verwendung des Quotienten aus PaO_2/FiO_2 ist zu berücksichtigen, daß dieser die Oxygenierung nur bei beatmeten Patienten adäquat widerspiegelt. Wird der Quotient in einer ARDS-Definition bei nicht beatmeten Patienten verwendet [24, 112, 249], so findet sich eine falsch-hohe ARDS-Inzidenz [111]. Hätten wir die in anderen Studien [24, 112, 249] gewählten Kriterien des ARDS angewendet, so wäre bei fast allen Patienten unserer Untersuchung die Diagnose „ARDS" zu stellen gewesen.

6. Ein weiterer gravierender Unterschied ist möglicherweise in dem Schweregrad des Thoraxtraumas zu sehen. Generell wird bei isoliertem Thoraxtrauma eine Letalität zwischen 13 % und 20 % beschrieben [111, 258]. Locicero u. Mattox [143] diskutierten, daß das Thoraxtrauma in den USA 20 % der Todesfälle ausmacht (16 000 Todesfälle pro Jahr in den USA). Dies betrifft die Patienten mit den beiden häufigsten Todesursachen, und zwar Verkehrsunfall und Selbstmord [143]. Bei der genaueren Betrachtung der Verletzungsschwere einzelner Körperregionen (AIS) wird deutlich, daß das Thoraxtrauma in der T-Gruppe wesentlich zu dem Gesamtverletzungsschweregrad mit beiträgt. Bei der Mehrzahl dieser Patienten bestand ein Dezelerationstrauma hoher Geschwindigkeit durch Verkehrsunfall. In Europa und besonders in der BRD sind die erlaubten Höchstgeschwindigkeiten sehr viel höher als in den USA, meist ohne Schutz eines Airbags. Im Vergleich zu den USA ist in unserem Patientenkollektiv also eher ein stärkeres Thoraxtrauma zu erwarten.

Ein Vergleich der Mortalität nach Thoraxtrauma zwischen der BRD und den USA ist bisher noch nicht durchgeführt worden. Die größte europäische Studie ist die von Beeson u. Saegesser [15] mit mehr als 1500 Patienten in der Schweiz. In dieser Untersuchung betrug die Inzidenz des Thoraxtraumas insgesamt 71 %, bei 13 % bestand ein instabiler Thorax. In Nordamerika sind die vollständigsten Daten über Polytraumatisierte in der „Major Trauma Outcome Study" [143] enthalten. Zum Vergleich mit der europäischen Studie wählten wir Daten bis zum Jahr 1987. Zu diesem Zeitpunkt war

4.5 Diskussion

auch in den USA ein Airbag noch nicht als Standardausrüstung vorgeschrieben. Heute könnten mögliche Unterschiede der Thoraxverletzungsschwere auf den in Europa noch nicht in jedem Fahrzeug vorhandenen Airbag zurückgeführt werden.

In der MTOS wird die Inzidenz des Thoraxtraumas mit 30,6 % angegeben. Die Einschätzung der Thoraxverletzungsschwere als „instabiler Thorax" betrug in der MTOS [143] weniger als die Hälfte der Fälle (USA: 5 %) der Schweizer Studie (Schweiz: 13 %). Somit scheint in Europa auch anhand dieses Vergleichs, obwohl Schlußfolgerungen nur vorsichtig gezogen werden dürfen, doch eine eindeutige Tendenz zu höherer Thoraxverletzungsschwere zu bestehen.

Klinische Studien zu Zeitpunkt und Art der Frakturversorgung und Lungenkomplikationen
Bereits in der Einleitung wurden Schwierigkeiten bei der Beurteilung in der Vergangenheit publizierter Studien hinsichtlich der Versorgung von Femurfrakturen deutlich. Die Ergebnisse neuerer klinischer Untersuchungen, die vermeintlich einhellig erscheinen [24, 83, 112, 249], sind nicht nur aufgrund der oben angesprochenen Diskussionspunkte angreifbar. Weitere Kritikpunkte zu bisherigen Studien werden in einer sehr ausführlichen Übersicht von Nast-Kolb et al. diskutiert: Hinsichtlich der von Seibel et al. [249] durchgeführten Studie bemängelten sie, daß einerseits keine Angaben über die „zahlenmäßige Häufigkeit des respiratorischen Versagens" gemacht werden. Zusätzlich besteht der Gruppenvergleich zwischen Primär- und Sekundärversorgung (aus dem die Schlußfolgerung eines positiven Effekts der Primärversorgung gezogen wird) in einem historischen Vergleich, d.h. zu Zeitpunkten mit unterschiedlichen Therapieprinzipien. Auch die Studien von Riska et al. [236] und Meek [153] können ihrer Ansicht nach zur Befürwortung der Frühosteosynthese nicht herangezogen werden, da lediglich operatives vs. nichtoperatives Vorgehen verglichen wird. Bei der vielzitierten Untersuchung von Bone et al. [24] geben sie zu bedenken, daß der Schweregrad des Thoraxtraumas nicht berücksichtigt wurde. Dieser war aber offensichtlich schwerer bei sekundär Operierten, so daß der schlechtere „Outcome", d.h. die vermeintlich höhere ARDS-Inzidenz, auch allein auf den unterschiedlichen Thoraxverletzungsschweregrad zurückzuführen sein könnte.

Die Ergebnisse der von Nast-Kolb [165] vorgestellten Studie stimmen dahingehend mit den von uns gefundenen überein, daß auch sie eine auffällig hohe Inzidenz eines respiratorischen Versagens bei Patienten mit Thoraxtrauma und primärer Versorgung der Femurfraktur fanden. Auch Pelias et al. [208] fanden in einer retrospektiven Untersuchung an 130 Traumapatienten keinen positiven Effekt einer operativen Frühversorgung im Hinblick auf pulmonale Komplikationen. Ihren Daten zufolge birgt die Kombination von Mehrfachverletzung, Lungenverletzung und Femurfraktur das wesentliche Risiko für posttraumatische Komplikationen.

Daß auch in der Mitte der 90er Jahre lebhafte Diskussionen und Kontroversen hinsichtlich dieser Thematik bestanden, zeigen neben verschiedenen Literaturübersichten [164a, 203b] insbesondere die folgenden Studien: Bone stellte im Rahmen der Jahrestagung der „Orthopaedic Trauma Association" 1993 eine Studie vor, in der eine multizentrische Untersuchung der Jahre 1988–1992 (Early Total Care, ETC) mit den Ergebnissen der Major Trauma Outcome Study (MTOS) von 1988 verglichen wurde. Letztere wurde gewählt, um die Situation *vor* Einführung der vollständigen Primärversorgung ETC nachzuvollziehen. Patienten der MTOS (Alter 45–60 Jahre) wiesen eine höhere Letalität auf (MTOS 45,5 %, n=33; ETC 31,6 %, n=38). In dieser Studie wurde kein ARDS bei Patienten gefunden, bei denen eine Femurmarknagelung durchgeführt wurde, 27% ARDS bei Patienten mit Thoraxtrauma. Bone zog hieraus die Schlußfolgerung, daß ein bestehendes Thoraxtrauma keine Kontraindikation zur operativen Versorgung sein sollte. Allerdings waren die Daten der Frakturversorgung nicht auf das Femur begrenzt, sondern betrafen alle sog. „major fractures". Zusätzlich bestand in dem separat gezogenen Vergleich ein deutlich höheres mittleres Alter (47,3 Jahre) in der Gruppe der Thoraxtraumatisierten im Vergleich mit der Marknagelgruppe (36,6 Jahre). Die Auswertung umfaßte auch Patienten, bei denen eine Plattenosteosynthese des Femurs durchgeführt wurde. Interessanterweise hatten auch diese Patienten bei einem mittleren ISS von 26,3 Punkten eine ARDS-Inzidenz von 33% [26].

Eine weitere, kürzlich publizierte retrospektive Studie von Van Os et al. [280] kommt ebenfalls zu dem Schluß, daß ein bestehendes Thoraxtrauma die primäre Frakturversorgung nicht beeinträchtigen soll. Jedoch wird auch hier lediglich über nicht näher spezifizierte Frakturen berichtet, zudem wurde bei 14 Patienten mit Femurfraktur 5mal eine Plattenosteosynthese durchgeführt. Auch Charash et al. [41] schließen sich den Überlegungen von Bone et al. an. Sie untersuchten, vergleichbar mit der hier vorgestellten Untersuchung, 4 verschiedene Gruppen mit und ohne Thoraxtrauma. Allerdings war der Verletzungsschweregrad deutlich niedriger als in der vorliegenden Studie und die Gruppengröße der Patientengruppen sehr unterschiedlich – die Risikogruppe der Schwerstverletzten kam in dem von Charash untersuchten Krankengut nicht zur Untersuchung.

In einer weiteren, kürzlich publizierten retrospektiven Untersuchung werteten Bone et al. Patienten mit Thoraxtrauma und einem ISS > 18 aus, bei denen primär eine aufgebohrte Marknagelung des Femurs und eine Plattenosteosynthese durchgeführt wurden, oder bei denen keine Femurfraktur vorlag. Die ARDS-Inzidenz betrug 33% in der Gruppe mit Plattenosteosynthese, 27% in der Gruppe ohne Femurfraktur, während sich bei Patienten mit aufgebohrter OSMN in keinem Fall ein ARDS entwikkelte. Angaben hinsichtlich des Schweregrades des Thoraxtraumas als weitere Ursache eines ARDS fehlen in dieser Studie, auch war das Alter der Patienten mit Plattenosteosynthese im Mittel 20 Jahre höher als das der Patienten mit Marknagelung, zusätzlich waren in der Plattengruppe Patienten mit proximalen und weit distalen Frakturen eingeschlossen, so daß Zweifel hinsichtlich der Vergleichbarkeit der Gruppen entstanden [27].

Wiederum im Gegensatz zu diesen Ergebnissen kommen weitere Autoren des angloamerikanischen Sprachraumes zu anderen Ergebnissen. In einer Auswertung der Entlassungsdaten aller Patienten Nord-Carolinas wird bei 2805 Patienten bei primärer Femurstabilisierung und Verletzungsschwere > 15 Punkte ISS eine höhere Sterblichkeit (3,8%) als bei sekundärer Stabilisierung (Tag 2 – 4: 1,8%, > Tag 4: 1,5%) gefunden [67a]. Rogers hingegen untersuchte Patienten retrospektiv nach sofortiger (< 24 h), früher (24 – 48 h) und später (> 48 h) Femurstabilisierung und fanden „vergleichbare Komplikationsraten". Zusätzlich zeigte sich bei Patienten während der notfallmäßigen Operation eine um ca. 50 min längere Operationszeit, so daß die Autoren im Hinblick auf eine „Verbesserung der Operationsressourcen" von einer Notfallstabilisierung abraten – allerdings wurden in die Studie Schwerverletzte mit Thoraxtrauma nicht eingeschlossen [236a]. Unter Berücksichtigung Schwerverletzter und der Stabilisierung mittels Marknagelung untersuchten Reynolds et al. 105 Patienten. Zusätzlich werden perioperative Verschlechterungen dokumentiert im Hinblick auf Atelektasenbildung und pulmonale Flüssigkeitsverschiebungen. Da keine besseren Ergebnisse bei primärer Marknagelung gefunden werden, schlußfolgern die Autoren: „...the complications associated with delayed intramedullary reaming were related to associated injuries" [233a]. Auch diese neueren Studien sind nicht mit den oben dargestellten Daten vergleichbar.

Einflußgrößen der Lungenfunktionsstörung nach Trauma
Nach dem heutigen Kenntnisstand der Pathogenese des posttraumatischen Lungenversagens können mehrere Faktoren die Entstehung eines ARDS beeinflussen:

1. *Verletzungsschwere:* Mehrfachverletzungen mit begleitendem hämorrhagischem Schock ohne Berücksichtigung des Verletzungsmusters sind als Risikofaktor des ARDS bekannt. In tierexperimentellen Studien konnte der Anstieg der pulmonalkapillären Permeabilität während eines hämorrhagischen Schocks nachgewiesen werden. Patienten mit schwerem Trauma, die im Verlauf ein ARDS entwickelten, zeigten ebenso einen Anstieg der mikrovaskulären Permeabilität, und zwar unabhängig vom Verletzungsmuster [261].

2. *Thoraxtrauma:* Die direkte Gewalteinwirkung auf den Thorax ist mit einer erhöhten Mortalität verknüpft. In einer Untersuchung an 203 Patienten mit LK, von denen 60% beatmet werden mußten, fand sich eine Mortalität von 20%. Ein hämorrhagischer Schock, zusätzliche Verletzungen und ein hohes Lebensalter erhöhten die Mortalitätsrate [258]. Johnson et al. [111] fanden ähnliche Ergebnisse, zusätzlich war in dieser Studie die Zahl der Bluttransfusionen (> 3) von prädiktiver Bedeutung. Auch ist die Bedeutung des Grades der Gewalteinwirkung zur Charakterisierung der Schwere und der Ausdehnung des stumpfen Thoraxtraumas bekannt [282] (s. auch Kap. 2.4).

Zusammenfassend kann aufgrund der oben genannten retrospektiven Ergebnisse die Schlußfolgerung getroffen werden, daß die Kombination „Polytrauma und Thoraxtrauma und primäre intramedulläre Stabilisierung des Oberschenkels" negative Auswirkungen auf die Lungenfunktion hat:

1. Bei schwerem Trauma *ohne* LK reduziert die frühzeitige Frakturstabilisierung die Inzidenz pulmonaler Komplikationen und Infektionen sowie den Intensivstationsaufenthalt.
2. Bei schwerem Trauma in Kombination *mit* einer LK birgt offensichtlich die primäre intramedulläre Frakturstabilisierung mittels Markraumbohrung und Femurnagelung die Gefahr der pulmonalen Verschlechterung und der Entwicklung eines ARDS.

Es erscheint deshalb von Bedeutung, die genannten Einzelfaktoren (Verletzungsschweregrad und -verteilung, Art der Femurversorgung etc.) im einzelnen im Rahmen eines standardisierten Experiments zu untersuchen (s. auch [202]), um weitergehende Erkenntnisse zu erhalten. Zunächst soll jedoch in den folgenden Kapiteln der Kenntnisstand der möglichen Einflußgrößen im Zusammenspiel der pathogenetischen Mechanismen zusammengefaßt werden.

5 Pathogenese der Lungenfunktionsstörung nach Aufbohrung des Oberschenkelmarkraums: Tierexperimentelle Untersuchungen

5.1 Einleitung

Die Ergebnisse der retrospektiven Studie zeigten eine deutliche Abhängigkeit der Lungenfunktionsstörung von dem Zeitpunkt der intramedullären Frakturversorgung und vom Verletzungsmuster. Es lag deshalb nahe, die zugehörigen Pathomechanismen im Tiermodell zu untersuchen. Um klinisch relevante Meßparameter bestimmen zu können, wurde ein Großtiermodell im Schaf gewählt. Dieses ermöglicht zusätzlich eine qualitative und quantitative Verlaufsbeurteilung eines pulmonalen Permeabilitätsschadens. Die Methodik ist im folgenden näher erläutert:

5.1.1 Das Staubsche Schafmodell

Eine Untersuchung von Auswirkungen eines Operationsverfahrens auf quantitative und qualitative Änderungen der Lungenfunktion stellt erhebliche Anforderungen an das Tiermodell. Sowohl systemische als auch pulmonale Parameter müssen meßmethodisch erfaßbar sein, d.h. mit einem sensitiven Verfahren bestimmbar. Andererseits ist ein gewisses Maß an Vergleichbarkeit zwischen tierexperimentell gewonnenen Daten und der klinischen Situation zu fordern. Es bietet sich deshalb ein Großtiermodell mit entsprechender Möglichkeit des kardiopulmonalen Monitoring (Pulmonalarterienkatheter) an. Eine entsprechend sensitive Methode zur kontinuierlichen quantitativen Erfassung des pulmonalen Kapillarschadens wurde 1974 von Staub mit dem sog. „Staubschen Schafmodell" entwickelt [253]. Dieses Modell ermöglicht eine selektive Gewinnung von Lymphe aus dem Kapillargebiet der Lunge und ermöglicht die Unterscheidung zwischen druckbedingtem und permeabilitätsbedingtem Ödem.

Das Schaf weist eine anatomische Besonderheit in Form eines außergewöhnlich großen mediastinalen Lymphknotens auf. Dieser kanüliert ca. 70 % der gesamten Lungenlymphe in einem einzelnen Lymphgang, der kanülierbar ist. Diese anatomische Besonderheit liegt bei Wiederkäuern regelhaft vor; Schafe sind für die nicht als Akutversuche durchzuführenden Experimente besonders aufgrund einer raschen Gewöhnung an die Versuchsbedingungen geeignet [135]. Der zu drainierende, kaudale mediastinale Lymphknoten erhält einige weitere Zuflüsse aus dem Intestinalbereich, die im mittleren dorsalen Mediastinum durch das Zwerchfell treten. Nach Durchtrennung dieser Zuflüsse kann durch Kanülierung des efferenten Lymphganges isolierte Lungenlymphe gewonnen werden. Die Lymphmenge sowie die Proteinkonzentration dieser isolierten Lymphe liefert genaue Messungen bezüglich der

5.1 Einleitung

mikrovaskulären Permeabilität der Lunge. Die Messungen sind von erheblich größerer Aussagekraft als beispielsweise die Oxygenierung oder der Gehalt des EVLW. Die Oxygenierung kann auch bei schon gestörter Kapillarpermeabilität noch normal sein, ebenso wie sich das ARDS als Oxygenierungsstörung erst Tage nach Trauma bemerkbar macht. Das EVLW hingegen ist die Differenz aus Kapillarpermeabilität und Lungenlymphfluß, d. h., protektive Mechanismen haben jeweils schon eingesetzt und können die Daten des EVLW beeinflussen [253].

5.1.2
Transkapillärer Flüssigkeitstransport und Ödemformen

Unter normalen Bedingungen besteht zwischen dem pulmonalen intravaskulären und dem pulmonalen interstitiellen Raum ein kontinuierlicher Flüssigkeitsaustausch, der einem Fließgleichgewicht unterliegt.

Diese Beziehung ist von Starling (1896) [252] mathematisch dargestellt worden:

$$Q_F = Kf \cdot ((Pmv - Ppmv) - (mv - pmv))$$

Q_F = Nettoflüssigkeitsfiltrationsrate,
Pmv = mikrovaskulärer hydrostatischer Druck,
mv = intravasaler kolloidosmotischer Druck,
Ppmv = perimikrovaskulärer hydrostatischer Druck (mm Hg),
pmv = interstitieller kolloidosmotischer Druck,
Kf = Flüssigkeitsfiltrationskoeffizient,
σ = Reflexionskoeffizient für großmolekulare Substanzen.

Die wesentlichen bestimmenden Faktoren des Flüssigkeitsaustausches sind der hydrostatische, der kolloidosmotische Druck, sowie der Filtrations- und der Reflexionskoeffizient. Der intrakapilläre hydrostatische Druck und der interstitielle kolloidosmotische Druck bewirken eine Flüssigkeitsbewegung aus der Kapillare ins Interstitium, der perimikrovaskuläre hydrostatische Druck und der plasmatische kolloidosmotische Druck wirken entgegengesetzt. In den arteriellen Kapillarabschnitten findet eine Filtration, in den venösen Abschnitten eine Reabsorption statt. Es verbleibt ein geringer Flüssigkeitsaustritt, der über Lymphgefäße aus dem Interstitium transportiert wird, d.h. sekundär in den Blutstrom gelangt.

Des weiteren wird der Volumenfluß durch Eigenschaften trennender Schichten (Basalmembran, Endothel) beeinflußt. Diese sind für großmolekulare Substanzen nicht frei permeabel, aufgrund einer hohen intravaskulären Konzentration besteht ein Konzentrationsgefälle zwischen Intra- und Extravasalraum. Die Trennfunktion von Basalmembran und Endothel bewirkt auch, daß interstitielles Protein nicht nach intravasal reabsorbiert werden kann, sondern nur durch den Lymphfluß. Dieser hat somit einen wesentlichen Anteil an der Aufrechterhaltung des kolloidosmotischen Gradienten [254].

2 wesentliche Ödemformen lassen sich unterscheiden: Ein Hochdrucködem entsteht bei Zunahme des hydrostatischen Drucks (z. B. venöse Drucksteigerung bei kardialer Insuffizienz). Es resultiert eine vermehrte Filtration eiweißarmer Flüssigkeit. Beim Permeabilitätsödem ist eine Störung im Bereich der Trennschichten vorhanden. Eine solch vermehrte Durchlässigkeit für großmolekulare Proteine in den interstitiellen Raum entsteht ohne intravasale Druckerhöhung, das sog. Niederdrucködem ist im Gegensatz zum Hochdrucködem eiweißreich. Rechnerisch macht sich die-

ses als pathologische Veränderung des Reflexionskoeffizienten bemerkbar. Diese Ödemform findet sich bei allergischen Reaktionen, bei septischem Schock und ist insbesondere ein wesentliches Merkmal des posttraumatischen Lungenversagens (ARDS).

Die Beurteilung der Integrität der Kapillarmembran erfordert die Messung der Konzentration großmolekularer Substanzen zu beiden Seiten der Kapillarmembran. Dies ist bisher nur im Staubschen Schafmodell möglich. Der Proteingehalt der Lungenlymphe reflektiert die Konzentration interstitieller Proteine in der Lunge und erlaubt somit eine Quantifizierung eines möglichen Permeabilitätsschadens.

Die Verteilung der Proteine (intra-/extravasal) wird durch die Lymph-Plasma- (L-P-) Ratio ausgedrückt. Das Verteilungsverhältnis ist insbesondere abhängig von der Molekülgröße der Substanzen. Für die Lunge beträgt das normale Verhältnis 0,7 – 0,8 [253]. Eine Zunahme des QL und ein Abfall der L-P-Protein-Ratio kann unter Berücksichtigung der Plasmaproteinkonzentration und des intravasalen hydrostatischen Druckes als Permeabilitätsschaden gedeutet werden [31]. Zur Berechnung der Proteinclearance wird die Plasma- und Lymphproteinkonzentration mit dem Lymphflußwert in Beziehung gesetzt. Die Steigung dieser Funktion ergibt die L-P-Ratio. Genauer und oberflächenunabhängig kann die Beurteilung der Kapillarpermeabilität durch die Berechnung der Beziehung Clearance/Flow quantifiziert werden [261]. Die Proteinkonzentration in der Lymphe wird einerseits durch den Lymphfluß selbst (den sog. konvektiven Anteil), andererseits durch den diffusiven Anteil bestimmt. Der Einfluß des diffusiven Anteils sinkt mit steigendem Lymphfluß (s. Abb. 21). Die Bestimmung der Proteinwerte in Plasma und zeitlich entsprechenden Lymphproben erlaubt die Berechnung von: 1. Verhältnis von Lymph-Plasma-Konzentration (L-P-Ratio). 2. Clearance der Proteine (ml/Zeit). Dieser Wert gibt die Menge an Plasma an, die von der jeweiligen Substanz pro Zeiteinheit befreit wird:

Clearance = L/P · QL

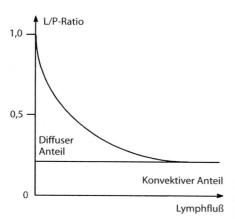

Abb. 21. Beziehung zwischen diffusem und konvektivem Anteil und der Kapillarpermeabilität in der Lunge

5.2
Material und Methodik

5.2.1
Versuchsbedingungen

Die Untersuchungen wurden an weiblichen Merinofleischschafen im Alter von 8–12 Monaten durchgeführt. Zur Thorakotomie und Lymphfistelpräparation wurde eine 24stündige Nahrungskarenz eingehalten. Voraussetzung für jeden Versuch war, daß sich die Tiere im physiologischen Normalzustand befanden. Dazu gehörte ein normales Verhalten bezüglich der Wasser- und Nahrungsaufnahme und eine normale Körpertemperatur. Alle Versuche entsprachen den Bedingungen des Tierschutzgesetzes (§ 8 Abs. 1, 1986).

5.2.2
Instrumentation

Nach Einführung eines Venenkatheters in die linke V. jugularis externa erfolgte die Narkoseeinleitung mit 10 mg/kg KG Pentobarbital-Natrium (Nembutal). Die Tiere wurden endotracheal intubiert und volumenkontrolliert beatmet (Romulus 19, Fa. Dräger; Atemzugvolumen 300 ml, AF 12 Züge/min; Adaptation nach Blutgaswerten; Durchführung der weiteren Katheterisierung und Thorakotomie, dann unter N_2O, und mittels Halothan-Narkose 0,8 Vol.%). Unter Allgemeinnarkose wurden steril folgende Katheter zum Verbleib implantiert:
    1. Katheter zur Infusion, Injektion und venösen Blutentnahme: Freilegen der linken V. femoralis und Einführen eines im Innendurchmesser 2 mm dicken und 50 cm langen Silicon-Katheters (Dow Corning Nr. 602-285) (kontralateral zur geplanten Marknagelung).
    2. Katheter zur arteriellen Blutentnahme: Freilegen der rechten A. femoralis und Einführen eines identischen Katheters.
    3. Zur pulmonalen und zentralvenösen Druckmessung und zur gemischt-venösen Blutentnahme wurde ein Swan-Ganz-Flow-Directed Thermodilutionskatheter unter Druckkontrolle über die rechte V. jugularis eingeschwemmt (Modell 93A-131-7, Fa. Edwards laboratories, USA).
    Die Meßkatheter zur Druckmessung waren an Druckverstärker (Statham P23 ID) angeschlossen. Die Druckwandler wurden vor jeder Messung neu geeicht. Als Nullpunkt war die Ebene des rechten Vorhofes festgelegt, den wir in Höhe des unteren Schulterblattwinkels annahmen.

5.2.2.1
Präparation der Lungenlymphfistel

Zur Präparation der Lungenlymphfistel wurde eine Thorakotomie im 6. Interkostalraum (ICR) durchgeführt, um einen Zugang zum dorsalen Lungenband und zum abführenden Lymphgang des kaudalen mediastinalen Lymphknotens zu erhalten. Im Rahmen einer weiteren Thorakotomie im 10. ICR wurde der Lymphknoten im distalen Anteil ligiert und durchtrennt, so daß nunmehr isolierter Lymphzufluß aus der

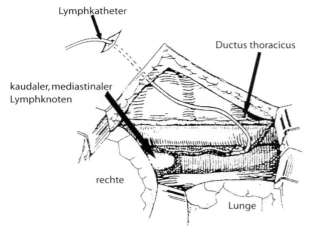

Abb. 22. Pulmonale Lymphfistelpräparation nach Staub [253]

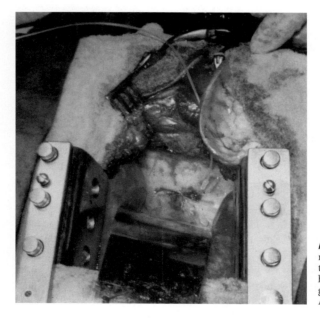

Abb. 23. Intraoperativer Situs nach Einbringen des Lymphkatheters, vor Anlage der Sicherheitsligaturen. (Farbige Wiedergabe der Abbildung s. Tafeln im Anhang)

Lunge bestand. Die mediastinale Pleura zu beiden Seiten des Lymphknotens wurde kauterisiert, um systemische Kontamination zu vermeiden [253].

Nach Spaltung der Pleura parietalis und langstreckiger Freipräparation des Lymphganges wurde der Gang zum Ductus thoracicus hin unterbunden. Der durch den unterbrochenen Abfluß gestaute Lymphgang konnte nunmehr inzidiert und kanüliert werden (Medical Grade Tubing, Nr. 602-155, Silastic, Dow Corning Medical Products, Midland, MI, USA) (Abb. 22). Nach Anlage mehrerer Sicherungsligaturen an der parietalen Pleura mehrschichtiger Thoraxverschluß (nach Lungenkontusion,

5.2 Material und Methodik

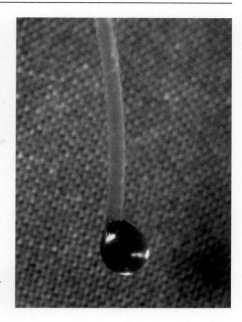

Abb. 24. Gewinnung klarer Lymphe unmittelbar nach Thoraxverschluß. (Farbige Wiedergabe der Abbildung s. Tafeln im Anhang)

s. Abschn. 5.3.4). Ein einwandfreies Operationsergebnis bestand bei Gewinnung klarer, nicht blutig tingierter Lymphe (Abb. 23, 24).

Nach dem Eingriff kamen die Schafe in einen ausreichend großen Käfig mit unbehindertem Zugang zu Futter und Wasser. Wichtig war ein adäquater Lymphfluß, d. h. Tiere mit einem Lymphfluß unter 2 ml/30 min wurden nicht für Versuche herangezogen. Der pulmonalarterielle Mitteldruck sollte im physiologischen Bereich liegen. Während der Erholungsphase wurde mehrmals täglich der Lymphfluß kontrolliert. Die Katheter wurden regelmäßig gespült und ausreichend mit 3,13 %iger Natriumcitratlösung gefüllt, um eine Gerinnselbildung im Katheter zu verhindern. Der Versuch fand nur statt, wenn alle Werte im Normbereich lagen.

5.2.2.2
Experimentelle Lungenkontusion

In unserem Versuchsaufbau wurde die experimentelle Lungenkontusion durch direkte Lungenquetschung im Rahmen der Thorakotomie durchgeführt. Diese Methode wurde in Anlehnung an die von Oestern [178] beschriebene Methodik durchgeführt. Der rechte Mittel- und Unterlappen wurde mit Hilfe einer Faßzange einem standardisierten Druck von $1-1,5$ kg/cm^2 ausgesetzt (Abb. 25). Die erste Applikation erfolgt am distalen rechten Unterlappen. Die beiden weiteren Quetschungen werden jeweils genau angrenzend proximal angesetzt, die 3. Applikation ist dementsprechend in Höhe des oberen Bereichs des Mittellappens. Diese Quetschung erzeugte eine erhebliche Kontusion pulmonalen Gewebes, ohne jedoch Einrisse im Lungengewebe zu bewirken (Abb. 26).

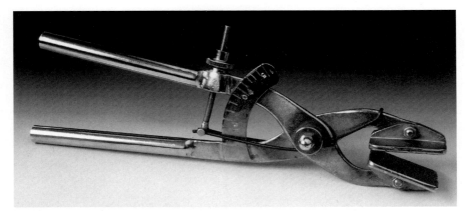

Abb. 25. Faßzange zur Erzeugung einer experimentellen Lungenkontusion mit einem standardisierten Druck von 1–1,5 kg/cm^2 (Vorderende armiert mit 3 x 3 cm Platte)

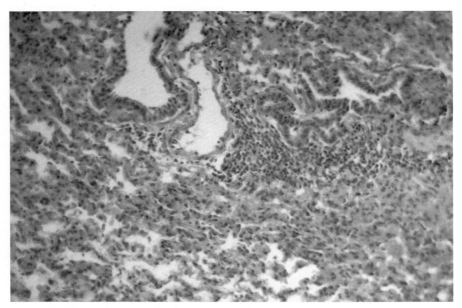

Abb. 26. Histologische Aufarbeitung eines Lungenpräparates im kontusionierten Bereich. Deutlich sichtbare Strukturverdichtung und Auflösung des Alveolärraums (rechter Mittellappen, Masson Goldmann 30fach). (Farbige Wiedergabe der Abbildung s. Tafeln im Anhang)

Die Lungenkontusion wurde im Verlauf der Operation jeweils vor Thoraxverschluß durchgeführt. Es erfolgte jeweils eine sorgfältige Inspektion der Lunge, um Parenchymschädigungen auszuschließen. Stellte sich bei der Inspektion heraus, daß doch eine Lazeration vorhanden war, so wurde diese mit Tabotamp umlegt, bis ein Luftleck nicht mehr nachweisbar war. Zur Vorsicht wurde jeweils in der Extubationsphase eine Thoraxdrainage eingelegt. Die Läsion führte regelmäßig zu erheblichen intrapulmonalen Einblutungen, nicht jedoch zur Entwicklung eines Pneumothorax.

Hämorrhagischer Schock
Die in Narkose befindlichen Tiere wurden für 2 h einem hämorrhagischen Schock unterzogen. In Anlehnung an die von Sturm [261] vormals durchgeführten Untersuchungen erfolgte die Entblutung schrittweise aus dem Katheter der V. femoralis. Die Entblutung wurde so gewählt, daß nach 1 h Entblutungsdauer ein arterieller Mitteldruck von 50 mm Hg entstand. Diese Schockphase wurde für insgesamt 2 h mit konstantem Druck bei 50 mm Hg aufrechterhalten. Dann folgte in einer weiteren Stunde eine Volumentherapie mit kristalloiden Lösungen bis zur Erreichung normaler Füllungsdrücke. Autologes oder auch heterologes Blut wurde *nicht* reinfundiert, da dieses der Akutsituation eines Polytraumatisierten nicht entspricht. Des weiteren besteht bei Reinfusion von Blutkonserven die Möglichkeit einer Aktivierung humoraler und zellulärer Kaskadensysteme. Dieses hätte unsere Messungen von Enzymen und Chemilumineszenz (CL) nachhaltig beeinflussen können. Die Wiederauffüllung erfolgte unter Kontrolle der Füllungsdrücke.

5.2.2.3
OSMN mit Markraumbohrung

Die operativen Eingriffe am Oberschenkel erfolgten in Anlehnung an eine von Stürmer ebenfalls am Schaf (Tibia) beschriebene Methode [265–267]. Über einen lateralen Zugang in Höhe des Trochanter major zunächst die Darstellung der Fossa trochanterica. Die Eröffnung des Markraumes erfolgte dann mittels Pfriem: Einführen des Führungsdornes in üblicher Weise, anschließend Aufbohrung mit den unten beschriebenen Bohrverfahren. Dann erfolgte das Einbringen eines auf ca. 170 mm gekürzten Tibiamarknagels, dessen Durchmesser 0,5 mm geringer als der des letzten Bohrers war. In einem Vergleich verschiedener Bohrersysteme wurden die in Tabelle 20 dargestellten handelsüblichen Bohrer verwendet.

Die Abb. 27 zeigt den Vergleich der 3 Bohrsysteme. In Abb. 28 werden die 3 Bohrköpfe miteinander verglichen. Im AO-System (Synthes) wird die Bohrwelle jeweils wiederverwendet, die Bohrköpfe sind in den einzelnen Größen austauschbar.

Oberschenkelmarknagelung ohne Markraumbohrung
Die Methodik erfolgte zunächst wie oben beschrieben. Für die unaufgebohrte Femurnagelung wurden spezielle Nägel verwendet, die mit einem Durchmesser von 6–9 mm zur Verfügung standen. Mittels Pfriem wurde der Markraum bis zur adäquaten Weite eröffnet. Nach adäquater Präparation wurde ein ca. 170 mm langer, soli-

Tabelle 20. Verwendete Bohrsysteme der tierexperimentellen Untersuchung. [198]

Firma	Modell	Bohrwelle	Stirnschneidend	Schnittflächen
Synthes	–	Flexibel, solid	Nur 9-mm-Bohrer	4
Biomet	698048	Flexibel, Radspeichen	Keiner	5
Howmedica	02220120	Flexibel, solid	Alle	5

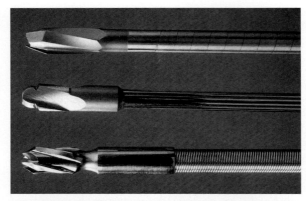

Abb. 27. 9-mm-Bohrer der verwendeten Bohrsysteme.
Oben Howmedica System.
Mitte Biomet-Drahtspeichenbohrer.
Unten Synthes-Bohrer

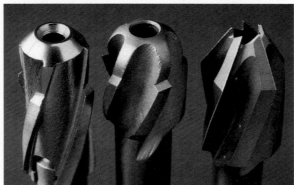

Abb. 28. Vergleich der 3 Bohrköpfe. Dieses Design gilt jeweils für Bohrwellen von *mehr als* 9 mm Durchmesser. Auffällig ist die stirnschneidende Form, die nur im Howmedica-System vorgesehen ist sowie die Ausstattung mit 5 Schnittflächen im Biomet- und Howmedica-System, während bei dem Synthes-Bohrer 4 Schnittflächen geringerer Ausladung vorhanden sind

der Marknagel eingebracht, danach erfolgt schichtweiser Wundverschluß. In der postoperativen Röntgenkontrolle zeigt sich, daß zwischen Nagel und Kortikalis ein deutlicher Zwischenraum zu finden ist, welcher bei dem Nagel nach Markraumbohrung fehlt (Abb. 29).

5.2.3
Versuchsparameter

Hämodynamik
Sämtliche Druckwerte wurden in mm Hg gemessen:

- mittlerer arterieller Druck (Part),
- mittlerer pulmonalarterieller Druck (Pap),
- pulmonalarterieller Verschlußdruck (Paw),
- zentralvenöser Druck (ZVD).

Zusätzlich wurden die Herzfrequenz HF (Schläge/min) und das Herzzeitvolumen HZV (l/min) durch Thermodilution mit einem HZV-Computer (HMV 7905/Hoyer, Bremen) bestimmt.

5.2 Material und Methodik

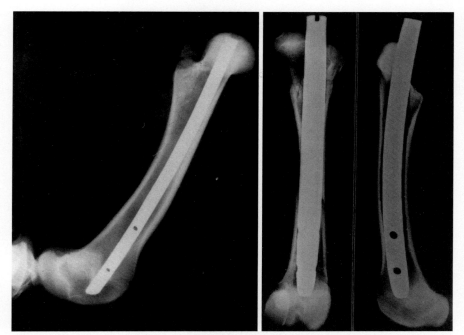

Abb. 29. Röntgenbild des Schaffemurs nach OSMN ohne (*links*) und mit Markraumbohrung (*rechts*). Deutlich sichtbar der Zwischenraum zwischen Nagel und Kortikalis (*links*) bzw. die Kontaktfläche Nagel-Kortikalis bei aufgebohrter Femurnagelung (*rechts*)

Mikrovaskulärer Druck (MVP; mm Hg): Dieser Wert wurde nach der von Staub [253] abgeleiteten Formel:

$$MVP = Paw + 0{,}4 \cdot (Pap - Paw)$$

errechnet. Der Wert beschreibt den hydrostatischen Druck in den Lungenkapillaren.

Herzindex (HI; ml/m² · min⁻¹): Der Herzindex ergibt sich aus dem Herzzeitvolumen dividiert durch die Körperoberfläche des Tieres. Die Körperoberfläche des Schafes wurde nach empirischen Oberflächenangaben berechnet [261]:

$$KO = 0{,}0915 \cdot 3 \text{ kg}^2.$$

Pulmonalvaskulärer Widerstand (PVR; dyn · s · cm⁻⁵):

$$PVR = \frac{(Pap - Paw) \cdot 1{,}332 \cdot 60}{HZV}.$$

Lungenfunktion

Die Blutgase wurden aus arteriellem (A. carotis), gemischt venösem (A. pulmonalis) und venösem (V. jugularis) Blut mit dem Gasanalysegerät der Firma Corning (Typ 178 pH blood gas analyzer cat-Nr. 4752 76; Firma Corning Glass Works, Medfield, USA) temperaturkorrigiert bestimmt (PO_2, PCO_2, pH, HCO_3, Sättigung). Die Sauerstoffsättigung wurde mit Hilfe der Hill-Gleichung korrigiert, für pH mit einem Bohr-Faktor von −0,48 und einem p 50 von 34 mm Hg berechnet.

5.2.3.1
Biochemische Messungen

Granulozytenseparation

Zur Separation der Granulozyten wurde ein einphasiger Dichtegradient mit Percoll (= Polyvinylpyrollidon ummantelte Kieselerdepartikel, Lot Nr. OB 05847, 1,130 g/cm^3, Pharmacia Schweden) verwendet. Das 50 % Percoll wurde zu jedem Versuchstag neu und unter sterilen Bedingungen angesetzt.

Für einen Ansatz mit einem optimalen Dichtegradienten von 1,070 g/ml wurden verwendet:

- 50 ml 1,5 M NaCl,
- 250 ml Percoll 100 %,
- 200 ml Aqua bidestillata.

Es wurden jeweils 3 ml des Percollansatzes in Plastikreagenzröhrchen gefüllt. In jedes Gradientenröhrchen wurden dann 1 ml einer 1:2 verdünnten Vollblut-NaCl-0,9 %-Suspension pipettiert, ohne daß sich die beiden Phasen vermischten. Anschließend folgte die Zentrifugation bei 350 g und 20 °C für 25 min.

Plasma, Lymphozytenring und Percoll wurden bis auf einen kleinen Überstand von 0,5 cm unter der Wasserstrahlpumpe abgesaugt. Die im granulozytenreichen Sediment enthaltenen Erythrozyten wurden mit 4 ml Aqua bidestillata im Eisbad hämolysiert. Anschließend (30 s später) wurde die physiologische Osmolarität durch Zugabe von 2 ml 2,7 %iger Kochsalzlösung wieder hergestellt.

Es folgen 2 Waschvorgänge mit PBS nach Dulbecco (phosphatgepufferte Kochsalzlösung, Boehringer Mannheim) durch Zentrifugieren bei 110 g und 20 °C, für 10 min. Das Zellsediment wurde abschließend in PBS aufgeschwemmt. Die Zellzahl wurde mit einem Neubauer-Hämocytometer ermittelt. Bei stichprobenartig durchgeführten Trypanblau-Exclusionstests ergab sich eine Zellaktivität von stets mehr als 90 %. Der Gehalt der PMNL-Suspension an Lymphozyten, Monozyten und unreifen Granulozyten betrug in allen Phasen unter 10 % [58, 60].

Die Luminol-verstärkte CL wurde mit Hilfe eines 6-Kanal-Biolumaten (LB 9505) in Kombination mit einem APPLE II plus Computer sowie einem EPSON MX 82 F/T Drucker bestimmt.

Für die Messungen wurden folgende Ansätze vorbereitet: Luminol 22,6 mmol/l in MEM (Dulbecco, Boehringer Mannheim) mit zusätzlich 40 mmol/l Triethylamin. Zymosan A (Sigma Chemicals, St. Louis), das 2mal mit PBS gespült wurde, anschließend einmal mit MEM und in diesem Medium in einer Konzentration von 100 mg/ml suspendiert wurde. Die Messungen wurden bei einer Temperatur von 37 °C mit vorgeheizten Reagenzien durchgeführt.

5.2 Material und Methodik

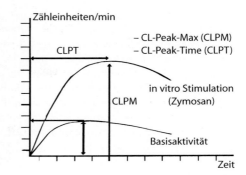

Abb. 30. Meßgrößen der Chemilumineszenz

Für die Bestimmung der CL im Vollblut wurden zur Messung der Basisaktivität 520 µl MEM, 10 µl Luminol und 50 µl Vollblut angesetzt. Für die Messung der Aktivität nach Stimulation wurden 500 µl MEM, 10 µl Luminol, 20 µl Zymosan (= 2 mg) und 50 µl Vollblut angesetzt. Die gemessene Aktivität wurde auf eine konstante Zellzahl von $2{,}5 \cdot 10^5$ hochgerechnet. Für die Bestimmung der CL isolierter PMNL wurden zur Messung der Basisaktivität wiederum 520 µl MEM, 10 µl Luminol, 50 µl Zellsuspension und 50 µl Base-Plasma angesetzt. Zur Messung der Aktivität nach Stimulation wurden 500 µl MEM, 10 µl Luminol, 50 µl Zellsuspension, 50 µl gepooltes Plasma und 20 µl nichtopsoniertes Zymosan angesetzt. Das verwendete Plasma stammt aus einer Blutabnahme vor Versuchsbeginn und gewährleistet damit eine gleichbleibende Opsonierung des Zymosans im Ansatz. Die Zellsuspension wurde so eingestellt, daß in 50 µl etwa 25.000 PMNL enthalten waren. Die gemessene Aktivität wurde auf eine Zellzahl von $2{,}5 \cdot 10^4$ PMNL hochgerechnet. Der maximal erreichte CL-Wert wurde bestimmt und als CLPM bezeichnet (CL peak max) (Abb. 30). Die Messungen wurden simultan in 6 Kanälen gestartet und die Photonenemission in „counts per minute" (cpm) über mindestens 60 min aufgezeichnet [61].

Plasmamessungen
Das Gesamtprotein wurde in Plasma und Lymphe mit der Standard-Biuret-Methode untersucht. Albumin wurde mit der Bromkresol-Methode gemessen, die auch für Messungen am Schaf geeignet ist.
   Triglyceride wurden in Zitratplasma aus zentralvenösem Blut gemessen (TG; mg/dl). Humorale Veränderungen wurden anhand folgender Enzyme bestimmt:

- Laktatdehydrogenase LDH (U/l), (E.C. 1.1.1.27); Enzymtest Boehringer,
- β-N-Acetylglukosaminidase NAG (U/l) (E.C. 3.2.1.30) Fluoreszenztest mit 4-Methylumbelliferon als Standard.
- 11-dehydro-Thromboxan-B_2-Konzentrationen wurden ebenfalls im zentralvenösen Blut bestimmt. Die Messung erfolgte mittels kompetitivem ELISA-Immunoassay mit einer Nachweisgrenze von 10,0 pg/ml (ACE^{TM} Enzym Immunoassay, cat # 519501, Lot 202514 B, Cayman chemical company, Ann Arbor, Michigan, USA). Der Assay basiert auf einer kompetitiven Verdrängung zwischen freiem 11-dehydro-Thromboxan B_2 und an Acetylcholinesterase gebundenem 11-dehydro-Thromboxan-B_2 an 11-dehydro-Thromboxan-B_2-spezifischem Kaninchenantiserum.

Nach Präparation von Elisa Immunoassay (EIA) Puffer (4C) wurden 500 µl Plasma mit 5000 cpm Tritiummarkiertem 11-dehydro-Thromboxan-B_2 versetzt. Danach wurden 2 ml Äthanol zugesetzt, geschüttelt, und die Proben bei 1500 g für 10 min zentrifugiert, um präzipitierte Proteine zu entfernen. Der Überstand wurde dann mit 8 ml 0,1 M Phosphatpuffer (pH 4) versetzt. Nach Aktivierung einer C-18-Einheit (Bond Elut), Waschen mit 5 ml Äthanol und Trocknen wurde die Probe mit 5 ml ultrareinem Wasser gespült, sowie mit 5 ml HPLC Grade Hexan. Dann erfolgte Trocknung unter trockenem Stickstoff und Zuführen von 1 ml EIA Puffer, 500 µl der Probe wurde dann der Szintillationsmessung zugeführt.

5.2.4
Zeitablauf

Der Versuchsablauf umfaßte 3 Tage:

– Tag 1: Anlage der Lungenlymphfistel (hämorrhagischer Schock, Lungenkontusion)
– Tag 2: Erholung
– Tag 3: OSMN (Meßphase 2 h)

Tag 1: Nach Narkoseeinleitung und Anlage aller Katheter erfolgte die Thorakotomie und Lymphfistelanlage. Nach Ende der Operation erfolgte an der ipsilateralen Lunge der Thorakotomie die experimentelle Lungenkontusion. Unter Narkosebedingungen folgte dann der standardisierte hämorrhagische Schock; erst nach Retransfusion wurden die Tiere extubiert. Die Überwachung der Tiere erfolgte in der postoperativen Phase für 2 h kontinuierlich, um eine sofortige Intervention bei eventueller Entwicklung eines Pneumothorax zu gewährleisten. Die Lungenlymphsammlungen erfolgten nach Thorakotomie, sobald klare Lymphe reproduzierbar mit > 1 ml/30 min gewonnen werden konnte („steady state"; Zeitpunkt A1). Im weiteren Versuchsablauf erfolgt die Lymphsammlung in 30minütigen Abständen. Blutparameter und Hämodynamik wurden zu den oben genannten Zeitpunkten sowie zusätzlich in der Phase des hämorrhagischen Schocks in 15minütigem Abstand bestimmt.

Tag 2: Während der Erholungsphase wurden einmal (8:00 Uhr) Blut- und Hämodynamikparameter gemessen sowie Lymphproben entnommen.

Tag 3: Am Tag 3 erfolgten die wesentlichen Messungen während des Beobachtungszeitraumes innerhalb der ersten 2 h nach OSMN.

Nach der Baselinemessung wurden während und nach jeder Aufbohrung Blutproben entnommen, sowie während der OSMN und 1, 5, 15, 30, 60 und 120 min danach (Tabelle 21). Lymphe wurde in dem genannten Zeitraum (Beginn OSMN bis Ende des Beobachtungszeitraumes) in 30minütigen Abständen gesammelt. Die Lungenhämodynamik wurde in der Beobachtungsperiode kontinuierlich aufgezeichnet. Der gesamte Versuchsablauf ist in Abb. 31 nochmals graphisch zusammengefaßt.

Gruppeneinteilung: In Tabelle 22 sind die unterschiedlichen Gruppen des Versuchs dargestellt.

Fragestellungen (Tabelle 23):
1. Vergleich des Einflusses einer Markraumbohrung (identisches Bohrverfahren)

5.2 Material und Methodik

Tabelle 21. Versuchsablauf und Bezeichnungen der Meßzeitpunkte

Nomenklatur	Meßzeitpunkt
A 1	Ausgangswert Tag 1
S 1	15 min nach Schockbeginn
S 2 – S 5	30 – 120 min (Schockphase, alle 30 min)
T	Therapiephase (Volumentherapie)
E	Tag 2 (Erholungsphase)
A 2	Ausgangswert Tag 3
M 1 – M 5	Markraumbohrungen
N	Marknagelung
B0	Beobachtung, 5 min nach Nagelung
B1	Beobachtung, 15 min nach Nagelung
B2	Beobachtung, 30 min nach Nagelung
B3	Beobachtung, 60 min nach Nagelung
B4	Beobachtung, 120 min nach Nagelung

Abb. 31. Schema des über 3 Tage verlaufenden Tiermodells mit Nomenklatur und Meßzeitpunkten

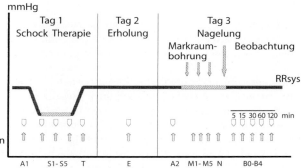

Tabelle 22. Einteilung der Versuchsgruppen hinsichtlich des am Tag 1 gesetzten Traumas sowie in bezug auf die Art der Instrumentierung des Femurs am Tag 3

	Tag 1: Trauma	Tag 3: Instrumentierung
Gruppe $B_{(AO)}$	–	Aufgebohrt AO
Gruppe $SL_\emptyset$	Schock/LK	–
Gruppe SL_{un}	Schock/LK	Unaufgebohrt AO
Gruppe $SL_{B(AO)}$	Schock/LK	Aufgebohrt AO
Gruppe $SL_{B(Bio)}$	Schock/LK	Aufgebohrt Biomet
Gruppe $SL_{B(How)}$	Schock/LK	Aufgebohrt Howmedica

Tabelle 23: Versuchsanordnungen und ihre Fragestellung in Kurzform

Einflußgröße	Beschreibung des Gruppenvergleichs
Vorschaden	Gruppe $SL_{B(AO)}$ – Gruppe $B_{(AO)}$
Bohrverfahren	Gruppe $SL_\emptyset$ – Gruppe $SL_{B(AO)}$ – Gruppe $SL_{B(Bio)}$ – Gruppe $SL_{B(How)}$
Markraumbohrung	Gruppe $SL_{B(AO)}$ – Gruppe SL_{un}

und OSMN mit und ohne Vorschädigung (Schock bzw. Lungenkontusion). Vergleich: Gruppe $SL_{B(AO)}$ mit Gruppe $B_{(AO)}$.
2. Vergleich des Einflusses verschiedener Bohrverfahren bei vorhandener systemischer und lokaler Vorschädigung (Schock bzw. Lungenkontusion). Vergleich: Gruppe $SL_\emptyset$ mit Gruppe $SL_{B(AO)}$, Gruppe $SL_{B(Bio)}$ und Gruppe $SL_{B(How)}$.
3. Einfluß einer Marknagelung mit und ohne Aufbohrung bei vorhandener Vorschädigung. Vergleich: Gruppe $SL_{B(AO)}$ mit Gruppe SL_{un}.

5.3 Statistik

Für die Berechnungen des Gruppenvergleichs bzw. der Verlaufsunterschiede innerhalb einer Gruppe wurden der U-Test (Mann-Whitney) und der Wilcoxon-Test durchgeführt. Die Signifikanzgrenze lag bei $p<0{,}05$. Die Zahlen in den Tabellen 24–27 sind als Mittelwerte ± Standardfehler (SEM) aufgeführt.

5.4 Ergebnisse

5.4.1 Gruppenverteilung

Im Rahmen einer Pilotphase erfolgte zunächst die Abstimmung der einzelnen Versuchskomponenten, d.h. der zeitliche Ablauf von LK und hämorrhagischem Schock sowie Testung der Toleranz beider Schädigungsmechanismen in Kombination. Dies wurde an 24 Tieren überprüft. In der untersten Zeile der Abb. 32 ist jeweils die Anzahl derjenigen Experimente vermerkt, von denen hämodynamische und biochemische Parameter in die Auswertung eingingen, bzw. die Anzahl der Tiere mit vollständigen Daten der Lungenlymphe (z.B. 8/6: n=8 Tiere mit hämodynamischen und biochemischen Parametern, n=6 Tiere mit Lungenlymphe). Von 57 Versuchstieren mußten 16 (28,1%) ausgeschlossen werden, vollständige Daten (ohne Lymphparameter) kamen bei 41 Experimenten zur Auswertung. Von den in die Untersuchung aufgenommenen Tieren waren verwertbare Lymphdaten bei 34 Tieren (82,9%) vorhanden. Die Verteilung auf die einzelnen Gruppen ist in Abb. 32 dargestellt.

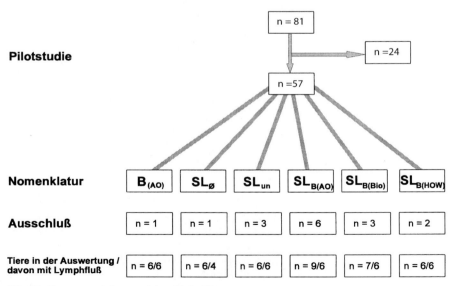

Abb. 32. Gruppenverteilung und Anzahl der Tiere

5.4 Ergebnisse

Die unter „Ausschluß" dokumentierten Tiere waren solche, die im Verlauf des Versuchs verstarben oder deren Daten aus anderen Gründen nicht verwertbar waren (z. B. hämolytische Blutproben, Tod nach hämorrhagischem Schock).

5.4.2
Vergleich der Gruppe SL$_{B(AO)}$ mit Gruppe B$_{(AO)}$

Hämodynamik
Während des hämorrhagischen Schocks fiel in der Gruppe SL$_{B(AO)}$ der systemische Blutdruck von 115 ± 12 mm Hg auf 49 ± 7 mm Hg. Nach Schock wurde im Mittel 1347 ± 240 ml Volumen (kristalloide Lösungen) zur Normalisierung des Blutdrucks verabreicht. In Gruppe B$_{(AO)}$ sahen wir keine signifikante Änderung des systemischen Blutdrucks über die gesamte Versuchsdauer. In Gruppe SL$_{B(AO)}$ fiel der HI aufgrund des hämorrhagischen Schocks von 5,24 ± 1,1 l/m² auf 2,93 ± 0,7 l/m². Nach Infusionstherapie stieg der HI auf 5,84 ± 2,7 l/m² und blieb bis zum Versuchsende stabil. In Gruppe B$_{(AO)}$ fanden wir über die gesamte Versuchsdauer keine größeren HI-Veränderungen. Die Marknagelung hatte in keiner der Gruppen eine Auswirkung auf den HI (Tabelle 24).

Der Pap verringerte sich aufgrund des Schocks in Gruppe SL$_{B(AO)}$ von 19,5 ± 1,6 auf 14,4 ± 1,8 mm Hg.

Nach hämorrhagischem Schock (Gruppe SL$_{B(AO)}$) sahen wir einen Anstieg bis auf Normalwerte am 2. Tag; auch zu Beginn des 3. Tages waren die Werte normal. Nach der 1. Markraumbohrung stieg der Druck innerhalb von 20–30 s auf im Mittel 25,6 ± 3,1 mm Hg und fiel nach 5–15 min wieder ab. Das Einbringen des Marknagels hatte keine zusätzlichen Auswirkungen (Abb. 33). In Gruppe B$_{(AO)}$ war der Pap stabil bis zur Marknagelung am 3. Tag. Auch hier stieg der Druck bei der Aufbohrung; zusätzliche Auswirkungen der OSMN waren nicht meßbar. Nach Marknagelung sank der Pap innerhalb von 5 min, bis zum Ablauf des Beobachtungszeitraumes sahen wir einen weiteren Abfall bis unterhalb des Ausgangswertes des 3. Tages.

Tabelle 24. HI und arterieller Blutdruck im Gruppenvergleich

Phase	Herzindex		Mittlerer arterieller Blutdruck	
	Gruppe SL$_{B(AO)}$	Gruppe B$_{(AO)}$	Gruppe SL$_{B(AO)}$	Gruppe B$_{(AO)}$
A1	5,24±1,1	4,60±0,5	115±12	117±12
S1	4,48±1,2	4,82±0,6	097±24	107±19
S2	2,90±0,8	4,62±0,4	056±11	100±15
S3	2,93±0,7	4,89±1,2	049±07	103±17
S4	3,10±0,6	4,71±1,1	049±09	100±14
S5	3,20±0,6	4,70±0,9	053±06	101±15
T	5,84±2,7	4,69±0,7	090±13	099±12
E	5,57±2,1	4,21±1,5	094±16	098±11
A2	5,30±2,0	3,70±0,8	092±19	094±14
N	5,47±1,8	3,68±0,9	093±23	095±13
B1	5,60±1,2	4,30±2,1	0,94±26	099 ± 15
B2	5,64±1,3	4,41±1,9	097±26	100±15
B3	5,90±1,9	4,12±1,1	102±17	106±17
B4	5,89±1,8	4,06±1,7	102±17	106±17

5 Pathogenese der Lungenfunktionsstörung

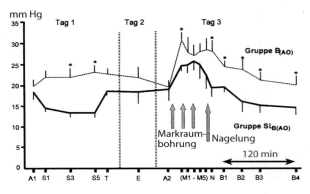

Abb. 33. Pap im Gruppenvergleich (3 Tage; + = sign. zum Ausgangswert; * = sign. Gruppenunterschied)

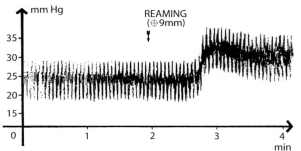

Abb. 34. Akuter pulmonalarterieller Druckanstieg nach Aufbohrung des Femurschaftes (keine Fraktur) mit 9-mm-Markraumbohrer (Gruppe $B_{(AO)}$)

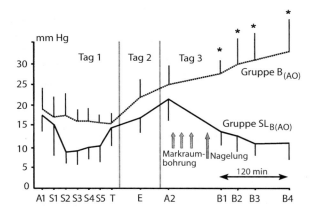

Abb. 35. Veränderungen des mikrovaskulären Drucks (mm Hg) im Zeitverlauf (+ = sign. zum Ausgangswert; * = sign. Gruppenunterschied)

Die Abb. 34 zeigt einen Einzelverlauf eines pulmonalarteriellen Druckanstieges nach der 1. Markraumbohrung (Gruppe $B_{(AO)}$).

Der mikrovaskuläre Druck (MVP) der Gruppe $SL_{B(AO)}$ fiel im Schock signifikant ab; ebenso fanden wir einen signifikanten Abfall nach OSMN. In der Gruppe $B_{(AO)}$ war der MVP am 1. Tag stabil, am 3. Tag fanden wir einen signifikanten Anstieg nach OSMN (Abb. 35).

5.4 Ergebnisse

Humorale Veränderungen

Die zentralvenös gemessenen Triglyceridspiegel (Abb. 36) stiegen in Gruppe $SL_{B(AO)}$ nach hämorrhagischem Schock an. In der Gruppe $B_{(AO)}$ zeigten die TG-Spiegel während desselben Zeitraumes keine signifikanten Unterschiede zum Basiswert. Am 3. Tag führte das Aufbohren des Markraums in beiden Gruppen zu akutem Anstieg des TG-Spiegels; ein zusätzlicher Effekt der Marknagelung fand sich nicht. Die Abb. 37 zeigt beispielhaft die histologische Darstellung eingeschwemmter Fettpartikel eines Tieres der Gruppe $SL_{B(AO)}$. Die Werte blieben in der Versuchsgruppe weiterhin erhöht, in der Kontrollgruppe fielen sie innerhalb von 30 min wieder bis auf Normalwerte ab (Abb. 36).

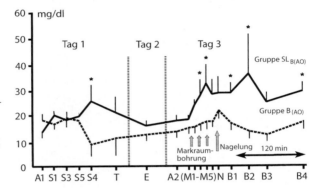

Abb. 36. Zentralvenöse Triglyceridspiegel im Verlauf nach Schock bzw. Lungenkontusion (Gruppe $SL_{B(AO)}$) und nach Marknagelung des Oberschenkels (+ = sign. zum Ausgangswert; * = sign. Gruppenunterschied)

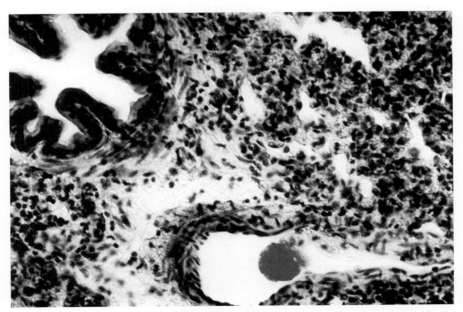

Abb. 37. Histologische Aufarbeitung eines Lungenpräparates mit intravaskulärem Fettnachweis; Gruppe $SL_{B(AO)}$ (Sudan, 30fach). (Farbige Wiedergabe der Abbildung s. Tafeln im Anhang)

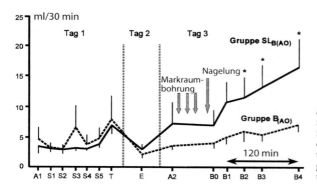

Abb. 38. Lymphflußmenge (in ml) bei 30minütiger Abnahme im Gruppenvergleich mit und ohne Schock bzw. Lungenkontusion (+ = sign. zum Ausgangswert; * = sign. Gruppenunterschied)

Trotz hämorrhagischen Schocks fanden wir am 1. Tag keine Gruppenunterschiede der Lymphflußmengen. Auch während des Schocks war in Gruppe $SL_{B(AO)}$ der Lymphfluß unverändert. Postoperativ (nach Infusionstherapie) zeigte sich in beiden Gruppen ein tendenzieller Anstieg (n.s.). Am 3. Tag fand sich nach OSMN ein 2,5facher Anstieg in der Gruppe $SL_{B(AO)}$ und ein 1,5facher Anstieg in Gruppe $B_{(AO)}$ ($p < 0,05$) (Abb. 38).

Im folgenden wurden Proteinclearance und Proteinquotient von Lymphe und Plasma bestimmt. Der zeitliche Verlauf ist in der Tabelle 25 im Gruppenvergleich dargestellt.

Der Proteinquotient zwischen Lymphe und Plasma betrug am 1. Tag 0,703 ± 0,3 in Gruppe $SL_{B(AO)}$ und 0,74 ± 0,02 in Gruppe $B_{(AO)}$. Am 3. Tag lag der Ausgangswert in der Gruppe $SL_{B(AO)}$ bei 0,66 ± 0,27; 2 h nach OSMN war der Wert 0,56 ± 0,28. In der Gruppe $B_{(AO)}$ war der Ausgangswert vom Tag 3 bei 0,69 ± 0,40; der 2-h-Wert betrug 0,77 ± 0,45.

Der Reflexionskoeffizient nach OSMN betrug in der Gruppe $SL_{B(AO)}$ 0,38 ± 0,014 und in der Gruppe $B_{(AO)}$ 0,42 ± 0,004 (n.s.). Die Permeabilitätsberechnungen wiesen einen 2fach erhöhten Anstieg auf (0,044 zu 0,025). Der Filtrationskoeffizient war in der Versuchsgruppe um das 5fache erhöht (7,53 ± 0,04/Gruppe $SL_{B(AO)}$, 1,45 ± 0,13/ Gruppe $B_{(AO)}$) ($p < 0,05$).

Tabelle 25. Proteinclearance und Proteinquotient im Gruppenvergleich

	Proteinclearance		Proteinquotient	
Phase	Gruppe $SL_{B(AO)}$	Gruppe $B_{(AO)}$	Gruppe $SL_{B(AO)}$	Gruppe $B_{(AO)}$
A1	3,03±0,75	3,66±1,43	0,703±0,30	0,741±0,02
S2	3,12±0,65	2,09±0,35	0,755±0,22	0,690±0,08
S3	2,84±0,55	5,08±2,91	0,764±0,22	0,731±0,04
S4	3,05±0,70	2,72±0,79	0,715±0,21	0,713±0,50
S5	3,12±0,61	3,16±0,44	0,709±0,21	0,709±0,44
T	4,94±0,94	6,91±3,28	0,640±0,20	0,726±0,04
E	2,62±0,31	1,50±0,19	0,628±0,28	0,685±0,39
A2	3,77±1,41	2,56±0,52	0,658±0,27	0,696±0,40
N	4,33±1,32	3,26±0,69	0,674±0,25	0,777±0,35
B1	5,86±1,28	3,87±0,74	0,625±0,24	0,749±0,34
B2	6,47±1,55	4,71±1,32	0,604±0,23	0,730±0,33
B3	7,73±1,76	4,03±1,06	0,617±0,25	0,708±0,35
B4	8,56±1,89	5,58±0,68	0,560±0,28	0,772±0,45

5.4 Ergebnisse

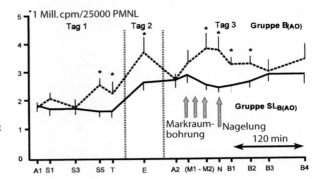

Abb. 39. Stimulationsfähigkeit isolierter PMNL im gesamten Versuchsablauf (+ = sign. zum Ausgangswert; * = sign. Gruppenunterschied)

Zelluläre Veränderungen

Die Gesamtzahl der PMNL und die CL polymorphonukleärer Leukozyten stieg in beiden Gruppen zwischen dem 1. und 2. Tag an ($p < 0,05$, im Verlauf, kein Gruppenunterschied).

Ein in beiden Gruppen vergleichbarer Abfall der Zellzahl im Verlauf des 3. Tages war zu verzeichnen (Tabelle 26). Die CL im Vollblut stieg am Tag 3 in beiden Gruppen (n.s. im Gruppenvergleich).

Bei der Messung der CL *isolierter* Granulozyten (10^6 cpm/25000 PMNL) zeigte sich in der Gruppe $SL_{B(AO)}$ keine signifikante Änderung der Stimulationsfähigkeit während und nach Schock bzw. Lungenkontusion. In der Gruppe $B_{(AO)}$ war ein Anstieg der Stimulationsfähigkeit nach Thorakotomie vorhanden ($p < 0,05$) (Abb. 39).

Am 3. Tag waren die Ausgangswerte in beiden Gruppen vergleichbar (Gruppe $SL_{B(AO)}$ $2,69 \pm 0,34 \cdot 10^6$ cpm), (Gruppe $B_{(AO)}$ $2,76 \pm 0,13 \cdot 10^6$ cpm). In Gruppe $SL_{B(AO)}$ hatte die OSMN keine signifikante Änderung zur Folge ($2,553 \pm 0,180 \cdot 10^6$ cpm), in der Gruppe $B_{(AO)}$ einen erneuten Anstieg ($3,81 \pm 0,60 \cdot 10^6$ cpm) ($p < 0,05$).

Die Messungen der N-Acetylglukosaminidase (NAG) zeigten in beiden Gruppen keinen signifikanten Unterschied im Zeitverlauf oder im Gruppenvergleich. Die Laktatdehydrogenase (LDH) stieg am 2. Tag in beiden Gruppen an ($p < 0,05$) (n.s. im Gruppenvergleich), nach OSMN am Tag 3 waren keine Änderungen meßbar (Tabelle 27).

Tabelle 26. Veränderungen der CL im Vollblut (cpm · 10^6/25000 Zellen) und Anzahl der PMNL (· 10^6/ml) im Gruppenvergleich bei Tieren mit und ohne hämorrhagischen Schock und Lungenkontusion

Phase	Chemilumineszenz im Vollblut		Anzahl der PMNL	
	Gruppe $SL_{B(AO)}$	Gruppe $B_{(AO)}$	Gruppe $SL_{B(AO)}$	Gruppe $B_{(AO)}$
A1	0,946±0,079	1,481±0,172	2,52±0,20	2,48±0,30
S1	1,303±0,118	1,506±0,192	3,02±0,31	3,04±0,41
S3	1,246±0,085	1,535±0,161	3,21±0,39	2,80±0,48
S5	1,338±0,077	1,223±0,105	3,46±0,58	43,04±0,50
T	1,436±0,109	1,757±0,226	3,64±0,58	2,45±0,40
E	1,607±0,133	1,335±0,137	4,08±0,63	4,37±0,90
A2	1,506±0,144	1,656±0,137	2,95±0,35	3,55±0,56
M1	1,750±0,160	1,356±0,123	2,10±0,29	2,42±0,36
M3	1,488±0,141	1,494±0,277	2,09±0,31	1,73±0,45
N	1,653±0,228	1,498±0,243	1,83±0,29	1,56±0,38
B1	1,597±0,200	1,483±0,254	1,78±0,28	1,13±0,23
B2	1,557±0,190	1,626±0,276	1,81±0,25	1,57±0,37
B3	1,697±0,173	2,094±0,598	2,07±0,29	1,30±0,29
B4	1,925±0,193	1,906±0,267	1,87±0,22	2,16±0,40

5 Pathogenese der Lungenfunktionsstörung

Phase	NAG (mU/l)		LDH (U/l)	
	Gruppe $SL_{B(AO)}$	Gruppe $B_{(AO)}$	Gruppe $SL_{B(AO)}$	Gruppe $B_{(AO)}$
A1	276±038	296±062	0464±061	0370±029
S1	297±065	344±081	0406±028	0416±038
S3	369±097	454±090	0386±019	0415±072
S5	343±100	114±154	0423±025	0385±257
T1	339±109	299±196	0454±031	0452±029
E	201±043	219±083	1370±231	1128±241
A2	202±041	159±037	1086±144	0665±042
M1	246±059	128±038	1015±111	#
M2	279±068	178±047	1044±151	#
M3	216±036	185±055	1068±146	#
M4	260±062	198±060	1072±156	#
M5	290±089	220±063	0910±193	#
N	309±118	196±057	1026±216	0658±056
B1	213±053	175±072	1017±134	0650±056
B2	201±039	162±084	0961±116	0636±056
B3	255±062	164±072	0928±117	0602±060
B4	315±094	208±076	0826±108	0579±055

Tabelle 27. Verlauf der Serum-LDH und der NAG in beiden Gruppen

5.4.3
Vergleich der Gruppe $SL_\emptyset$ mit Gruppe $SL_{B(AO)}$, Gruppe $SL_{B(Bio)}$, Gruppe $SL_{B(How)}$

Da die Auswirkungen einer OSMN auf Lungenfunktion, Hämodynamik und verschiedene biochemische Parameter ausgiebig in 5.4.2 gezeigt wurden, sind im folgenden lediglich die zur Beurteilung relevanter Gruppenunterschiede notwendigen Daten beschrieben, d.h. die Marknagelung am Tag 3 und die Beobachtungsphase.

Die Ausgangswerte des Pap am Tag 3 waren in allen Gruppen vergleichbar. Signifikante, transiente Anstiege des Pap waren in der Gruppe $SL_{B(AO)}$ sowie in der Gruppe $SL_{B(Bio)}$ nach Marknagelung zu verzeichnen. In den beiden anderen Gruppen war kein

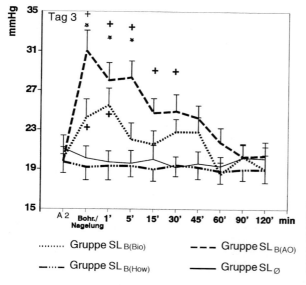

Abb. 40. Tag 3: Pap nach Markraumbohrung des Oberschenkels mit unterschiedlichen Bohrsystemen (+ = sign. zum Ausgangswert; * = sign. Gruppenunterschied zur Gruppe $SL_\emptyset$)

5.4 Ergebnisse

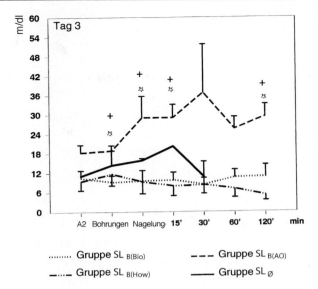

Abb. 41. Tag 3: Zentralvenöse Triglyceridspiegel im Vergleich zwischen verschiedenen Aufbohrverfahren nach Vorschädigung (+ = sign. zum Ausgangswert; * = sign. Gruppenunterschied zur Gruppe $SL_{\varnothing}$)

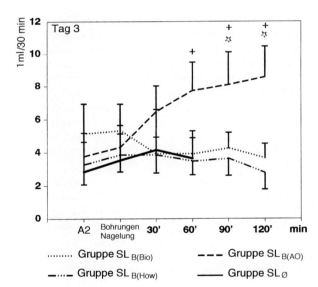

Abb. 42: Tag 3: Proteinclearance im Vergleich zwischen verschiedenen Bohrverfahren nach Vorschädigung (+ = sign. zum Ausgangswert; * = sign. Gruppenunterschied zur Gruppe $SL_{\varnothing}$)

Anstieg des Pap während Markraumbohrung oder Marknagelung meßbar (Abb. 40). Die Triglyceridspiegel waren am Tag 3 bei Versuchsbeginn (A2) in allen Gruppen vergleichbar. Die Triglyceridwerte stiegen in der Gruppe $SL_{B(AO)}$ signifikant nach Markraumbohrung an (s. Abb. 41).

In den anderen Gruppen waren die Triglyceridspiegel im Versuchsverlauf unbeeinflußt von der operativen Versorgung.

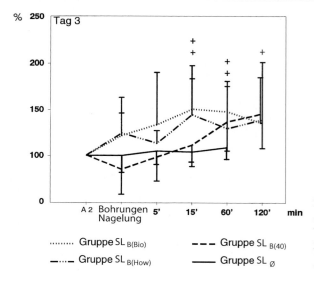

Abb. 43. Tag 3: Zentralvenöse Thromboxan-B_2-Konzentrationen (+ = sign. zum Ausgangswert; * = sign. Gruppenunterschied zur Gruppe $SL_\emptyset$); Angaben in Prozent zum Wert des Zeitpunktes A2

Am Tag 3 wurde allen Gruppen Werte der pulmonalen Lymph-Protein-Clearance um 4 ml/30 min gemessen (Abb. 42). Nach OSMN stieg die Proteinclearance nur in Gruppe $SL_{B(AO)}$ signifikant bis zum Versuchsende an. In den Gruppen $SL_{B(Bio)}$ und $SL_{B(How)}$ war kein Anstieg der Proteinclearance nach hämorrhagischem Schock und Lungenkontusion meßbar. Die Kontrolltiere (Gruppe $SL_\emptyset$) zeigten ebenfalls keine Veränderungen der Proteinclearance während der Beobachtungsperiode am Tag 3.

Die Reaktion auf In-vitro-Stimulation mit Zymosan der aus zentralvenösem Blut isolierten Granulozyten (CL) zeigten zu Beginn des 3. Tages keine signifikanten Gruppenunterschiede. Auch nach intramedullärer Nagelung waren weder zwischen den Versuchsgruppen noch im Verlauf innerhalb der Gruppen statistische Unterschiede zu beobachten (Daten nicht gezeigt).

Die Thromboxan-B_2-Werte stiegen in allen Gruppen nach OSMN an. In allen Gruppen war dieser Anstieg signifikant zu den Ausgangswerten (hier gezeigt als prozentuale Änderung zum Ausgangswert A2), zwischen den Gruppen wurden keine statistisch signifikanten Unterschiede gefunden (Abb. 43).

5.4.4
Vergleich der Gruppe $SL_{B(AO)}$ mit Gruppe SL_{un}

In den Abb. 44–50 werden Tag 1 und 2 als Einzelwerte dargestellt, da die Behandlung der Tiere am Tag 1 (Schock und Lungenkontusion) in beiden Gruppen vergleichbar war (s. unten)

Hämodynamische Veränderungen
In Gruppe SL_{un} führte der hämorrhagische Schock zu einem Abfall des systemischen Blutdrucks von 108 ± 9 mm Hg auf 54 ± 12 mm Hg, in Gruppe $SL_{B(AO)}$ fiel der mittlere systemische Druck (AP) von 115 ± 12 mm Hg auf 49 ± 7 mm Hg. Der HI in Gruppe SL_{un}

5.4 Ergebnisse

fiel von $5{,}31 \pm 0{,}9$ auf $2{,}9 \pm 0{,}8$ l/min/m² während des Schocks und von $5{,}2 \pm 1{,}1$ l/min/m² auf $2{,}9 \pm 0{,}7$ l/min/m² in Gruppe $SL_{B(AO)}$. Nach Infusion stieg der HI auf $5{,}8 \pm 2{,}0$ l/min/m² in Gruppe SL_{un} und auf $5{,}8 \pm 2{,}7$ l/min/m² in Gruppe $SL_{B(AO)}$ und blieb danach in beiden Gruppen stabil (Daten nicht gezeigt).

In Gruppe SL_{un} war der Pap bei $20{,}1 \pm 0{,}8$ mm Hg zu Studienbeginn. Während des Schocks kam es zu einem Abfall auf $15{,}2 \pm 1{,}9$ mm Hg. Am 3. Tag war der Baselinewert $21{,}0 \pm 1{,}2$ mm Hg, während OSMN kam es zu keinem signifikanten Anstieg (Maximalwert $22{,}1 \pm 0{,}9$ mm Hg), die Drücke waren unverändert bis zum Versuchsende. Während des Schocks fiel in Gruppe $SL_{B(AO)}$ der Pap von $19{,}5 \pm 1{,}6$ mm Hg auf $14{,}4 \pm 1{,}8$ mm Hg; er stieg nach Schock wieder bis zum Normwert und blieb bis Tag 3 stabil. Während der Bohrphase kam es dann zu einem signifikanten ($p < 0{,}05$) Anstieg auf $31{,}0 \pm 4{,}6$ mm Hg, ohne weitere Auswirkung der OSMN (Abb. 44).

Der mikrovaskuläre Druck fiel in beiden Gruppen während des Schocks ab. In Gruppe SL_{un} stieg der MVP nach OSMN bis 2 h postoperativ kontinuierlich; in der Gruppe $SL_{B(AO)}$ war während derselben Zeit ein deutlicher Abfall feststellbar (Abb. 45).

Die CL isolierter Granulozyten stieg nach Thorakotomie signifikant in beiden Gruppen. Die Ausgangswerte am 3. Tag waren in beiden Gruppen erhöht. Die Nagelung führte in der Studiengruppe zu signifikantem Anstieg (Gruppe SL_{un}: $2{,}65 \pm 0{,}23 \cdot 10^6$ cpm auf $3{,}39 \pm 1{,}34 \cdot 10^6$ cpm) und in der Gruppe mit Markraumboh-

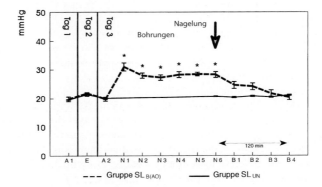

Abb. 44. Pap der Gruppe mit aufgebohrter gegenüber der Gruppe mit unaufgebohrter Instrumentierung (+ = sign. zum Ausgangswert; * = sign. Gruppenunterschied)

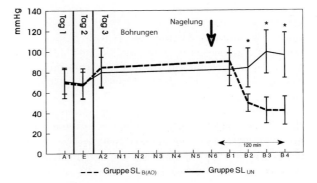

Abb. 45. Mikrovaskulärer Druck im Vergleich der Gruppen SL_{un} und SL_B (+ = sign. zum Ausgangswert; * = sign. Gruppenunterschied)

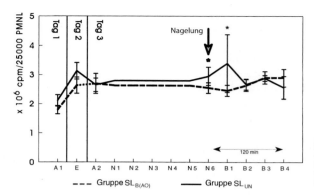

Abb. 46. Aktivierbarkeit isolierter Granulozyten in vitro nach Stimulation mit Zymosan (+ = sign. zum Ausgangswert; * = sign. Gruppenunterschied)

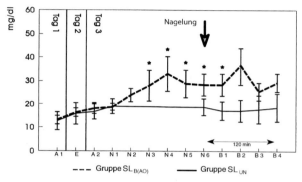

Abb. 47. Konzentration zentralvenös bestimmter Triglyceridspiegel im Vergleich zwischen Marknagelung mit und ohne vorherige Aufbohrung (+ = sign. zum Ausgangswert; * = sign. Gruppenunterschied)

rung zu keiner signifikanten Änderung (Gruppe $SL_{B(AO)}$: $2{,}69 \pm 0{,}34 \cdot 10^6$ cpm auf $2{,}46 \pm 0{,}18 \cdot 10^6$ cpm) ($p < 0{,}05$ im Gruppenvergleich) (Abb. 46).

Am Tag 1 kam es in beiden Gruppen zu einem signifikanten Anstieg der Triglyceridwerte. Am 3. Tag führte die unaufgebohrte Nagelung (SL_{un}) zu keinem Triglyceridanstieg, in der Gruppe mit aufgebohrter Femurnagelung ($SL_{B(AO)}$) fanden wir einen akuten, signifikanten Anstieg während der Bohrungsphase. Die Nagelung führte zu keinem weiteren Anstieg (Abb. 47).

Pulmonale Permeabilität
Am 1. Tag waren die Lymphflüsse (Qh) in beiden Gruppen vergleichbar. Am 3. Tag war nach Marknagelung keine signifikante Flußänderung in Gruppe SL_{un} festzustellen, in der Gruppe mit Aufbohrung ($SL_{B(AO)}$) kam es zu einem deutlichen Lymphflußanstieg, der bis zum Ende der Untersuchung steigende Tendenz aufwies ($p < 0{,}05$) (Abb. 48).

Die Lymph-Protein-Clearance-Werte waren in beiden Gruppen am 1. Tag niedrig. Nach hämorrhagischem Schock kam es zu keiner signifikanten Änderung. Am 3. Tag waren vergleichbare Baseline-Werte in beiden Gruppen vorhanden. In der Gruppe ohne Aufbohrung (SL_{un}) war kein, in der mit Aufbohrung ($SL_{B(AO)}$) ein signifikanter Anstieg zu verzeichnen ($p<0{,}05$) (Abb. 49).

5.4 Ergebnisse

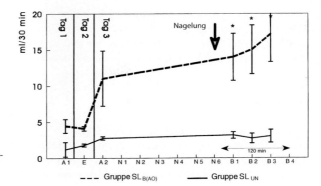

Abb. 48. Pulmonaler Lymphfluß im Gruppenvergleich bei OSMN mit und ohne Aufbohrung (+ = sign. zum Ausgangswert; * = sign. Gruppenunterschied)

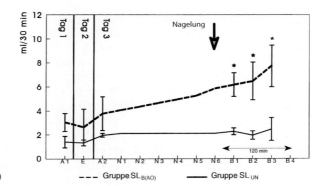

Abb. 49. Proteinclearance im Gruppenvergleich bei OSMN mit und ohne Aufbohrung (+ = sign. zum Ausgangswert; * = sign. Gruppenunterschied)

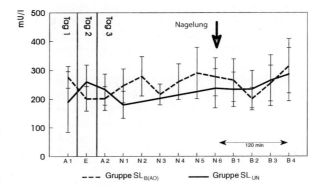

Abb. 50. β-N-Actylglukosaminidase im Gruppenvergleich (aufgebohrt vs. unaufgebohrt) (+ = sign. zum Ausgangswert; * = sign. Gruppenunterschied)

Die Permeabilitätsberechnungen beschreiben den Vergleich zwischen Ausgangswert (A1) und dem Wert nach OSMN. Die Werte vor OSMN zeigten, daß hämorrhagischer Schock und LK am 1. Tag eine vergleichbare pulmonale Permeabilitätsstörung hervorgerufen hatten (0,39 ± 0,0006 Gruppe SL_{un}; 0,39 ± 0,0004, Gruppe $SL_{B(AO)}$). Nach OSMN zeigte sich bei Tieren mit Aufbohrung ein signifikanter Permeabilitätsanstieg (0,33 ± 0,015), in der Gruppe ohne Aufbohrung (SL_{un}), ein geringerer Anstieg (0,35 ± 0,011) ($p < 0,05$).

Die β-N-Acetylglukosaminidase zeigte im Verlauf keine Gruppenunterschiede, ebenfalls waren keine Veränderungen zum Basiswert feststellbar (Abb. 50).

5.5
Diskussion

Vorbemerkungen hinsichtlich des Tiermodells
Das in der vorliegenden Studie verwendete Schafmodell nach Staub et al. [253] ermöglicht eine dynamische quantitative Bestimmung des pulmonalen mikrovaskulären Permeabilitätsschadens durch Bestimmung der halbstündlich produzierten Lymphmenge und der Proteinkonzentration. Permeabilitätsuntersuchungen in der isolierten Lungenlymphe sind sensitiver als andere Verfahren, z. B. die Bestimmung des extravaskulären Lungenwassers, da die mikrovaskulären Veränderungen ohne den Einfluß kompensatorischer Mechanismen (Lymphtransport) meßbar sind [261].

Allerdings induziert die Anlage einer Lymphfistel selbst einen transienten Permeabilitätsschaden der Lunge. Dieser normalisiert sich nach einer Erholungsphase [51, 53]. In einigen Studien wurde deshalb der durch das Operationsverfahren erzeugte Schaden als eigenständiges Modell einer „traumainduzierten pulmonalen Dysfunktion" verwendet [4]. Aufgrund der Induktion dieser transienten Schädigung ist es schwierig, die Auswirkungen einer OSMN bei vorhandenem Schock und LK im Akutmodell zu untersuchen. Der durch die Operation erzeugte Kapillarschaden würde mit möglichen Auswirkungen der Marknagelung interferieren. Die Verlängerung der Versuchsdauer auf mehrere Tage ist deshalb sinnvoll. Zusätzlich stellt die Durchführung einer LK in diesem Modell einen weiteren Grund dar (s. unten).

Ein Verfahren zur Beurteilung der Lungenfunktion, das auch als Akutmodell angewendet werden kann, besteht in der Berechnung des Feucht-trocken-Verhältnisses der Lunge [205]. Dieses ist ebenfalls sensitiv gegenüber Funktionsstörungen. Folgende Überlegungen sprechen jedoch gegen die Verwendung dieses Modells:

1. Eine dynamische Beurteilung des Permeabilitätsschadens ist nicht möglich, da die Beurteilung nur aus einem vollständigen Lungenpräparat möglich ist. Die möglichen Auswirkungen einer OSMN sollten vorzugsweise den Zeitpunkt der stärksten Schädigung beinhalten. Bei experimentellen Untersuchungen des ARDS mittels Bolusgaben von Endotoxin stellt sich die maximale Schädigung nach 1 h ein [32, 51]. Allerdings war nicht vorhersehbar, ob dies auch im Rahmen unserer operativen Intervention der Fall sein würde.

2. Es ist bekannt, daß die Berechnung des Feucht-trocken-Verhältnisses der Lunge keine genauen Messungen ergibt, wenn ein Austritt von Erythrozyten in das Interstitium erfolgt, wie z.B. bei intrapulmonalen Blutungen [205, 253]. Im vorliegenden Modell ist hingegen die LK Bestandteil des Versuchsaufbaus und aufgrund der in der retrospektiven Untersuchung gefundenen Ergebnisse essentiell in seiner pathogenetischen Bedeutung. Es wurde deshalb auf die Verwendung dieses Versuchsaufbaus verzichtet.

5.5 Diskussion

Die Tatsache, daß das vorliegende Modell nicht als Akutversuch durchgeführt wurde, kann einerseits als nachteilig im Hinblick auf seine Authentizität angesehen werden. Der genaue Ablauf der zeitlichen Ereignisse wie in der Klinik (Primäroperation innerhalb von Stunden nach dem Trauma) kann hiermit nicht nachvollzogen werden. Andererseits ist bekannt (s. Kap. 2.4.2), daß sich die Veränderungen nach Lungenkontusion erst frühestens 24 h nach dem Thoraxtrauma bemerkbar machen und dann einen kontinuierlichen, progredienten Verlauf aufweisen [77]. Deshalb kann ein zeitliches Intervall von 36 h, wie in unserem Modell erwähnt, vorteilhaft sein, da in diesem Zeitraum die Lunge erheblich sensitiver gegenüber Schädigungsmechanismen ist [23, 77].

Diese Tatsache ist möglicherweise auch deshalb von Bedeutung, da der Nachweis relevanter Auswirkungen auf die Lunge im Schafmodell schwierig ist. So beeinflussen wahrscheinlich speziesspezifische Größenunterschiede die Ergebnisse. Die Femurlänge beträgt im Schaf im Vergleich zur Wirbelsäule 45 – 50 %, wogegen sie beim Menschen 85 – 90 % ausmacht [167]. Ein geringeres Ausmaß der Embolisierung aus dem Schafsfemur und somit weniger Effekte auf die Lunge sind beim Schaf zu erwarten. Manning et al. [147] versuchten, die Auswirkungen der Fettausschwemmung aus dem Schafsfemur zu quantifizieren. Es zeigte sich, daß der Aufbohrvorgang bei intaktem Femur zur Freisetzung einer wesentlich größeren Menge an Fett in die venöse Strombahn führt, als bei frakturiertem Femur. Es lag deshalb nahe, zum Ausgleich der Größenunterschiede der Femora zwischen Schaf und Mensch die Versuche am intakten Femur durchzuführen. Auch hinsichtlich des Zielorgans Lunge müssen Größenunterschiede in Betracht gezogen werden. Allerdings zeigte sich bei Vergleichen zwischen Lungenvolumen und Körpermasse bei beiden Spezies ein Verhältnis von 6 % des Gesamtkörpervolumens [245], so daß die Berücksichtigung von Unterschieden des Femurs einen ausreichend adäquaten Vergleich liefern sollte.

Vergleich der Gruppe $SL_{B(AO)}$ mit Gruppe $B_{(AO)}$
In dem Vergleich der beiden Gruppen $SL_{B(AO)}$ und $B_{(AO)}$ sollten folgende Fragen beantwortet werden:

1. Sind Auswirkungen einer Markraumbohrung und OSMN auf die Lungenfunktion vorhanden und tierexperimentell nachweisbar?
2. Wenn ja, bestehen weitere Einflüsse durch zusätzliche Traumata (z. B. hämorrhagischer Schock und Lungenkontusion)?
3. Ist die Lungenfunktionsstörung ausschließlich mechanisch bzw. hämodynamisch bedingt oder spielen humorale und zelluläre Faktoren eine zusätzliche Rolle?

Erwartungsgemäß kam es während des Schocks am 1. Tag in der Gruppe $SL_{B(AO)}$ zum Abfall des pulmonalarteriellen Drucks. Parallel hierzu fiel auch der mikrovaskuläre Druck deutlich ab, der systemische Blutdruck wurde ja in den Versuchen als Stellgröße verwendet. Insgesamt lassen sich die Wirkungen von hämorrhagischem Schock und Lungenkontusion anhand dieses Versuchsaufbaus nicht separat beurteilen. Beide Einflüsse hatten jedoch Auswirkungen auf eine Reihe weiterer Parameter: Am Tag 1 erfolgte in Gruppe $SL_{B(AO)}$ ein signifikanter Anstieg der Triglyceridspiegel (TG). Dieser blieb über den gesamten Verlauf auf einem gegenüber der Gruppe $B_{(AO)}$ erhöhten Niveau. Die LDH als allgemeiner Parameter der Zellschädigung zeigte einen ähnlichen Verlauf wie die NAG.

Auch zelluläre Funktionen wiesen unterschiedliche Verläufe auf, die mit großer Wahrscheinlichkeit auf verschiedene primäre Vorschädigungen zurückzuführen sind. Am Tag 1 zeigte die CL isolierter polymorphkerniger Granulozyten einen leichten Abfall in der Gruppe $SL_{B(AO)}$ und einen starken Anstieg in der Gruppe $B_{(AO)}$. Die fehlende In-vitro-Test-Stimulierbarkeit von PMNL in der Versuchsgruppe ist möglicherweise durch eine „Erschöpfung" von PMNL durch das initiale Trauma zu erklären – in der Kontrollgruppe ließen sich PMNL weiterhin stimulieren. Auch die Verläufe der NAG und der LDH sowie die oben erwähnten erhöhten TG-Spiegel in Gruppe $SL_{B(AO)}$ sind durch den Einfluß des initialen Traumas adäquat zu erklären. Möglicherweise spielen im Hinblick auf den TG-Anstieg Wechselwirkungen mit einer Katecholaminfreisetzung eine Rolle. Die Auswirkungen eines hämorrhagischen Schocks auf die Freisetzung von Katecholaminen sind hinreichend bekannt und auch klinisch nachgewiesen [17, 106]. Eine Katecholaminfreisetzung wiederum wirkt lipolytisch und kann somit zum Anstieg der TG-Spiegel beitragen [5, 8]. Allgemein werden zur Erklärung erhöhter Lipidspiegel nach Trauma verschiedene Theorien diskutiert:

1. Erhöhte Katecholaminspiegel können zur Mobilisation von Baufett führen [12].
2. Nach der „kolloidchemischen Theorie" ist durch initialen Schock und Trauma die Phospholipidsynthese vermindert. In der Folge bilden sich intravasale Fetttröpfchen, die bei genügender Größe konfluieren können [5].
3. Der initale Schock bewirkt weiterhin eine Stimulation von Lipase, die den Abbau von gebundenem Fett katalysiert [104].
4. Die Embolisation von Markraumfett aus dem Frakturspalt, das zu einem Großteil aus Triglyzeriden besteht, soll diese Mechanismen verstärken (s. auch Kap. 2.5) [109].

Alle diese Mechanismen erklären lediglich den Anstieg der TG-Spiegel am Tag 1, nicht aber den erneuten akuten Anstieg am Tag 3. Dem zusätzlichen allgemeinen Operationstrauma scheint keine Bedeutung zuzukommen, da beide „Markerenzyme" des allgemeinen Traumas (NAG und LDH) am 3. Tag nicht erneut anstiegen. Zusätzlich waren in der Gruppe $SL_{\emptyset}$ (s. unten) keine TG-Anstiege zu verzeichnen. Hingegen fand sich am 3. Tag ein akuter Anstieg der TG-Werte in beiden Gruppen im engen zeitlichen Zusammenhang mit der Markraumbohrung. Parallel hierzu kam es auch in beiden Gruppen zum Anstieg des pulmonalarteriellen Drucks. Es ist somit als wahrscheinlich anzunehmen, daß der Anstieg der TG-Werte und des pulmonalarteriellen Drucks am 3. Tag in ursächlichem Zusammenhang mit der OSMN steht, d. h. eine Einschwemmung möglicherweise intramedullären Knochenmarkfetts in das venöse Gefäßsystem (Bestimmung der TG-Spiegel zentralvenös) und in die Lunge repräsentiert. Die akuten hämodynamischen Veränderungen unmittelbar nach Markraumbohrung sind bisher pathogenetisch nicht vollständig geklärt. Über mögliche pathogenetische Zusammenhänge zwischen TG-Anstieg und parallelem Anstieg des Pulmonalarteriendrucks kann anhand der vorliegenden Daten keine Aussage gemacht werden, diese ist der folgenden Diskussion des Vergleichs verschiedener Bohrersysteme vorbehalten, in dem entsprechende Messungen durchgeführt wurden.

Bezüglich der Auswirkungen erhöhter intravasaler pulmonaler TG-Spiegel auf die Lungenfunktion und -zirkulation sind 2 grundsätzliche Denkmodelle bekannt:

5.5 Diskussion

1. Eingeschwemmtes Fett verteilt sich bis in mikrovaskuläre Bereiche der Lunge und führt zu mechanischer Verstopfung des Kapillarsystems. Es entwickeln sich hieraus Bezirke mit inadäquater Ventilation bzw. Perfusion, d. h. zunächst eine regionale Hypoxie in okkludierten Bereichen, die sich später auch systemisch auswirken kann.

2. Gemäß der Mediatortheorie ist für die Entstehung des Lungenversagens die TG-Einschwemmung nicht alleinige Ursache. Zusätzliche Mechanismen sollen die Entstehung einer Kapillarpermeabilitätsstörung bewirken, die dann ein interstitielles Ödem nach sich zieht.

Wie bereits ausführlich diskutiert, sind die anatomischen Voraussetzungen für eine Freisetzung von Knochenmarkfett im Rahmen einer OSMN durchaus gegeben. Sowohl die Kapazität venöser Gefäße, die das 6- bis 8fache von arteriellen Gefäßen beträgt (s. Kap. 2.1.2), als auch die Druckverhältnisse beim Aufbohren (s. Kap. 2.2.1) sind adäquat, um eine signifikante Freisetzung zu gewährleisten. Wir maßen in der Gruppe mit Schock und LK am 3. Tag einen beinahe 2fachen Anstieg der TG-Spiegel nach der 1. Bohrung; ein ähnlicher Verlauf fand sich auch in der Kontrollgruppe.

Allerdings war insgesamt der TG-Anstieg nicht sehr ausgeprägt, alle gemessenen Werte überstiegen nicht die allgemeinen Normwerte. Ähnliche Ergebnisse sind auch bei anderen Gruppen gefunden worden. Um diese wahrscheinlich falsch-niedrigen Daten zu erklären, überprüften Manning et al. die Zeitabläufe verschiedener Sammeltechniken. Sie fanden, daß auch bei engmaschiger Probeabnahme keine zeitabhängigen Konzentrationsunterschiede von TG-Spiegeln nachweisbar waren. Verschiedene Erklärungsmöglichkeiten sind hier denkbar:

1. Möglicherweise setzt die Aufbohrung tatsächlich nur sehr wenig Fett frei. In diesem Fall müßte das Schädigungspotential beträchtlich sein. Einige Studien zeigten in der Tat signifikante Einschränkungen der Lungenfunktion durch geringe Fettmengen [12, 37]. Es wird vorausgesetzt, daß Fett frakturierter Knochen bei Körpertemperatur im Blut frei zirkuliert [147].

2. Relativ geringe TG-Werte können auch auf falsch-niedrigen Meßdaten beruhen. Die Bildung größerer Fetttropfen nach OSMN ist tierexperimentell nachgewiesen worden. Eine besondere Rolle wird dem Knochenmarkthromboplastin zugeschrieben, das die intravasale Bildung der Koagel im venösen System bewirken soll. Wenda gelang anhand tierexperimenteller Studien der Nachweis, daß die in die Lunge geschwemmten, echokardiographisch nachweisbaren Emboli histologisch nicht nur aus Fettpartikeln bestehen, sondern regelmäßig von Thrombozytenaggregaten umgeben sind [290, 292]. In Untersuchungen der eigenen Klinik fand sich bei histologischer Untersuchung der Lunge nach experimenteller Lipidinfusion interessanterweise kaum Fett in der Lunge, wohl aber Ansammlungen von Thrombozyten [154]. Des weiteren erscheint denkbar, daß bei einer zentralvenösen Blutabnahme nur gelöstes Fett gewonnen und gemessen werden kann, während größere gemischte, aus Fett und Plättchenaggregaten bestehende Thromben an der Katheterspitze vorbei in die Lunge gespült werden.

3. Insbesondere ist eine modifizierende Wirkung der pulmonalen Veränderungen durch Schock und LK zu diskutieren. Insgesamt wies die Mehrzahl der Daten auf additive Effekte verschiedener Schädigungsmechanismen hin. Vergleichbare Wirkungen sind unabhängig vom Mechanismus in verschiedenen experimentellen Ansätzen nachgewiesen worden. So fanden wir in früheren experimentellen Untersuchungen eine reversible, geringe Lungenpermeabilitätsschädigung bei i. v.-Applikation von Knochenmarkextrakt sowie eine den vorherigen Untersuchungen von Demling et al. [51] vergleichbare reversible Permeabilitätsschädigung nach Applikation von ET. Wurde eine Kombination von ET mit Knochenmark verabreicht, so kam es zur Potenzierung des Permeabilitätsschadens. Differenzierte Untersuchungen der polymorphkernigen Granulozyten in der Gruppe mit kombinierter Gabe von Fett und ET zeigten ein augmentiertes Adhärenzverhalten isolierter PMNL, eine signifikante Verringerung des chemotaktischen Index und eine signifikant verminderte bakterizide Aktivität [168, 224]. Kox et al. [123] zeigten im Kaninchenmodell, daß sowohl ein hämorrhagischer Schock als auch ein Trauma (Tibiabohrloch) einen Anstieg intravenös gemessener TG-Spiegel und freier Fettsäuren bewirkt. Die Anstiege beider Parameter waren bei einer Kombination von Schock und Trauma deutlich höher. Einen ähnlichen Effekt fanden auch Nuytinck et al. [173]. Die von ihnen applizierten generalisierten Stimuli (zymosanaktiviertes Plasma und Hypoxie) führten ebenfalls zu einer Potenzierung der Wirkung in der Lunge. Sie fanden nach zusätzlicher Hypoxie eine histologisch deutlich stärkere mikrovaskuläre Schädigung und ein proteinreiches, auch die Alveolen betreffendes Ödem. Deitch u. Berg [50] untersuchten ebenfalls systemische Stimuli und fanden bei Kombination eine 10fach höhere Mortalität in ihrer experimentellen Studie. In eigenen Untersuchungen fanden sich ebenfalls Hinweise auf eine Potenzierung sowohl pulmonaler [199] Faktoren, als auch Auswirkungen auf verschiedene parenchymale Organe [192].

Studien pathogenetischer Wirkmechanismen haben die Beteiligung verschiedener Kaskadensysteme (s. auch Kap. 2.6.1) gezeigt. Daß eine Fettinfusion auch im Staubschen Schafmodell einen solchen Schaden erzeugen kann, wurde eindeutig belegt: Barie et al. [12] injizierten eine Knochenmarksuspension intravenös an Schafen mit Lungenlymphfistel und erzeugten eine reproduzierbare Permeabilitätsstörung. In einem ähnlichen Modell injizierten Burhop et al. [37] ebenfalls Knochenmark im wachen Schaf. Ihren Ergebnissen zufolge war der hier erzeugte Permeabilitätsschaden durch die prophylaktische Gabe von Heparin vermeidbar.

Andere sehen im Knochenmarkfett nicht den wesentlichen Schädigungsfaktor. Als einer der ersten Autoren diskutierte schon Peltier [211], daß reine Triglyceride wenig toxische Eigenschaften besitzen, diese aber bei einer Fettembolie auch nicht die Wirkfaktoren darstellen. Seiner Theorie zufolge bewirkt durch Pneumozyten freigesetzte Lipase einen Abbau zu freien Fettsäuren (FFS), die einen direkt toxischen Effekt auf Kapillaren haben [213]. Die Ansicht, daß freie Fettsäuren, bzw. deren Hauptvertreter Ölsäure (60% des Anteils an FFS), den wichtigsten Schädigungsmechanismus ausmachen, vertreten auch andere Autoren [54, 108]. Jones et al. [214] zeigten in einem direkten Vergleich beider Substanzgruppen, daß nur Ölsäure einen Permeabilitätsschaden erzeugt.

Im Gegensatz zu der Hypothese der FFS-Freisetzung lassen sich andere, spezifischere Mechanismen eindeutiger nachweisen. Die Granulozytenfunktionen in unse-

5.5 Diskussion

ren Ergebnissen zeigten am 3. Tag Verläufe wie bei Schock und Lungenkontusion am 1. Tag. Wiederum stieg die Stimulationsfähigkeit in der Gruppe $B_{(AO)}$; in der Gruppe $SL_{B(AO)}$ fand sich kein Anstieg. Ein fehlender Anstieg ist wahrscheinlich als Erschöpfung der Zellen nach vorausgegangener Überstimulation zu werten. Vergleichbare Verläufe wurden auch in klinischen Studien an Polytraumapatienten mit ARDS gesehen [59, 60, 223]. Auch hier führte kurzzeitige maximale Zellstimulation zu nachfolgender Erschöpfung mit Verlust der Reaktionsfähigkeit in vitro. In Hinsicht auf die Entstehung des ARDS wird den PMNL eine entscheidende Bedeutung zugeschrieben.

Die Bedeutung polymorphkerniger Leukozyten für die Pathogenese der Lungenschädigung ist auch tierexperimentell nachgewiesen. So zeigten Doerschuk et al. [55] einen Zusammenhang zwischen der Kinetik neutrophiler Granulozyten und der durch Zymosan aktiviertes Plasma erzeugten Lungenschädigung. Balk et al. [10] zeigten ebenfalls in einem Modell des akuten Lungenversagens am Hund, daß ein induzierter Lungenschaden durch Elimination neutrophiler Granulozyten vermeidbar ist. Es ist somit zu diskutieren, daß aktivierte PMNL als wesentliche Effektoren der Lungenfunktionsstörungen nach OSMN vor anderen Mechanismen (mechanisch, FFS-Freisetzung) anzusehen sind.

Beurteilung der eigenen Ergebnisse

Wie stellt sich nun der zeitliche Verlauf der Schädigung in dem vorgestellten Modell dar? Die Messungen der Lungenlymphparameter ergaben den eindeutigen Nachweis einer Lungenschädigung nach OSMN in der Gruppe $SL_{B(AO)}$. Nach OSMN fand sich ein Lymphflußanstieg auf das 2,5fache, während in der Gruppe $B_{(AO)}$ lediglich ein 1,5facher Anstieg gesehen wurde. Dieser Unterschied wird in seiner Bedeutung durch Änderungen des mikrovaskulären Drucks (MVP) unterstützt. Bei sinkendem MVP in Gruppe $SL_{B(AO)}$ zeigte sich eine erhebliche Lymphflußsteigerung, während bei steigendem Druck in Gruppe $B_{(AO)}$ nur geringe Lymphflußsteigerung auftrat. Die Einschwemmung von Fett scheint als der letztendliche Triggermechanismus notwendig zu sein, um bei bestehender Vorschädigung einen Permeabilitätsschaden zu erzeugen. Anhand dieser Ergebnisse war eine Beteiligung der Proteinasen und LDH an der Lungenpermeabilitätsstörung nach OSMN nicht nachweisbar [186]. Betrachtet man den zeitlichen Ablauf des Permeabilitätsschadens in unserem Modell, so ist dieser deutlich langsamer (Maximum innerhalb der 2. Stunde) als z.B. ein durch Endotoxin erzeugter Schaden (Maximum in der 1. Stunde), und wäre mit der Theorie einer protrahierten Schädigung, die sich erst nach erfolgter FFS-Freisetzung entwickelt, in Einklang zu bringen.

Zusammenfassend ist als Auswirkung der Kombination von Schock und Lungenkontusion am 1. Tag die Stimulation polymorphkerniger Granulozyten zu diskutieren, die zusätzlich zu den genannten Mechanismen zu einer Lungenpermeabilitätsschädigung beitragen kann. Dieser Mechanismus wird möglicherweise dann am 3. Tag durch eine erneute Stimulation durch Knochenmarkeinschwemmung zum Trigger des Lungenschadens. Somit scheint die Durchführung einer OSMN mit Markraumbohrung eine schädigende Potenz auf die Lunge zu besitzen, die allerdings erst manifest wird, wenn ein entsprechender Vorschaden (Schock und Lungenkontusion) besteht. Offensichtlich bestanden bei Tieren der Gruppe $B_{(AO)}$ noch adäquate Kompensationsmechanismen auf das isolierte Trauma einer OSMN. Der Schweregrad des Thoraxtraumas und des hämorrhagischen Schocks allein war ebenfalls nicht ausreichend, um am 3. Tag eine signifikante Lungenpermeabilitätsschädigung hervorzurufen. Die entsprechende Gruppe von Versuchstieren (Gruppe $SL_\emptyset$) wird im Verlauf der weiteren Diskussion vorgestellt. Diese Ergebnisse unterstützen diejenigen unserer retrospektiven Studie, in der ebenfalls ein gewisser Traumaschweregrad vorhanden sein mußte, um die pulmonale Dekompensation herbeizuführen.

Integration der Ergebnisse in die aktuelle Diskussion
In ebenfalls am Staubschen Schafmodell durchgeführten Untersuchungen verglichen Wozasek et al. [301] die Auswirkungen einer isolierten OSMN mit einer solchen nach Schock und Retransfusion sowie die Auswirkungen einer initialen Marknagelung auf die Reaktion hinsichtlich einer sekundär erfolgenden Endotoxinämie. Er bestätigte anhand intravitaler Fettnachweise sowie echokardiographisch die intramedulläre Genese eingeschwemmter Fettpartikel. Vergleichbar zu unseren Ergebnissen fanden auch sie einen pulmonalarteriellen Druckanstieg und bei Vorhandensein eines hämorrhagischen Schocks (90 min Dauer, 40–45 mm Hg Mitteldruck) einen pulmonalen Permeabilitätsschaden [302]. Allerdings war die Permeabilitätsschädigung in deutlich geringerer Auswirkung nachweisbar und nur transient. Es wurde ebenfalls ein zusätzlicher Schaden gesetzt (Endotoxinämie nach OSMN). Dies führte nicht zu erneuter Permeabilitätsstörung; nur in der Gruppe mit Schock und nachfolgender Marknagelung. Die Autoren schlußfolgerten, daß die Marknagelung im wesentlichen ein sicheres Verfahren darstellt und keine Auswirkungen der primären intramedullären Stabilisierung für den späteren Verlauf zu erwarten sind.

Die Unterschiede zu den in dieser Untersuchung vorgestellten Ergebnissen sind geringer, als es auf den ersten Blick erscheint, und möglicherweise methodisch bedingt. Wesentliche Unterschiede im Versuchsaufbau sind:

1. die kürzere Dauer des hämorrhagischen Schocks (90 min),
2. kein zusätzlich zugefügter direkter Lungenschaden im Sinne einer Lungenkontusion,
3. Durchführung der Studie als Akutmodell.

Vorteil des von Wozasek et al. vorgestellten Modells ist sicherlich die Möglichkeit der separaten Untersuchung der Schädigungsmechanismen. Da nach Anlage der Lymphfistel jeweils gewartet wurde, bis die „traumainduzierte Schädigung" abgeklungen war, war die nachfolgende OSMN als eindeutig neuer Stimulus identifizierbar. Auch ist eine Überlappung der Auswirkungen der Faktoren „Schock" und „Lungenkontusion" ausgeschlossen.

Andererseits entspricht die Kombination von Schock und Lungenkontusion durchaus der klinischen Situation nach Polytrauma, bei der ebenfalls die Einflüsse der Einzelmechanismen für den klinischen Verlauf nicht differenziert werden können. Des weiteren sind die Probleme des tierexperimentellen Nachweises von Veränderungen nach OSMN bekannt [147]. Deshalb kann das von uns gewählte zeitliche Intervall nach Lungenkontusion, das für die Entwicklung eines nachweisbaren Lungenschadens notwendig ist [77], als Vorteil hinsichtlich besserer Nachweisbarkeit des pulmonalen Schadens angesehen werden. Möglicherweise wäre ein Versuchsaufbau mit einem zeitlichen Intervall von 36 h und alleiniger Durchführung einer Hämorrhagie von Interesse hinsichtlich weiterer pathogenetischer Zusammenhänge und der Einschätzung der Bedeutung der Lungenkontusion.

5.5 Diskussion

Insgesamt lassen sich aus den oben diskutierten Ergebnissen folgende Schlußfolgerungen ziehen:

1. Die Markraumbohrung und Marknagelung eines intakten Femurs im Schafmodell führt zu akutem Anstieg des zentralvenösen TG-Gehaltes mit gleichzeitigem pulmonalarteriellem Druckanstieg, beide Symptome sind wahrscheinlich Ausdruck einer Embolisierung von Knochenmarkbestandteilen oder deren Folgen.
2. Eine Embolisierung von Knochenmarkfett kann eine Schädigung der Lungengefäßpermeabilität hervorrufen, wenn eine Vorschädigung durch Schock und Lungenkontusion vorhanden ist. Bei Tieren ohne Vorschädigung treten möglicherweise ausreichende Kompensationsmechanismen in Kraft.
3. Die Granulozytenfunktion nach OSMN ist bei verschiedenen Arten der Vorschädigung unterschiedlich. Granulozyten spielen in der Entwicklung einer Lungenschädigung durch OSMN eine entscheidende Rolle und sind möglicherweise das entscheidende Bindeglied der Pathogenese zwischen OSMN und Lungenversagen.

Vergleich der Gruppe $SL_\emptyset$ mit Gruppe $SL_{B(AO)}$, Gruppe $SL_{B(Bio)}$ und Gruppe $SL_{B(How)}$
Im folgenden wurde mit Hilfe desselben Versuchsprotokolls der Einfluß verschiedener handelsüblicher Markraumbohrsysteme untersucht. In der Kontrollgruppe wurde keine Instrumentation des Femurs durchgeführt, um Einflüsse des Traumas vom Tag 1 auf den 2stündigen Verlauf der Beobachtungsperiode berücksichtigen zu können. Während in der Kontrollgruppe (keine Instrumentation des Femurs) keine Änderungen der pulmonalen Hämodynamik oder Permeabilität auftraten, waren ähnlich wie im vorherigen Versuchsaufbau parallele Anstiege der TG-Spiegel, des pulmonalarteriellen Drucks und der mikrovaskulären Permeabilität in zeitlich enger Korrelation zur Markraumbohrung feststellbar. Diese waren am ausgeprägtesten in der Gruppe $B_{(AO)}$. Während in Gruppe $SL_{B(Bio)}$ ein etwas geringer ausgeprägter pulmonalarterieller Druckanstieg auftrat – ohne Nachweis eines Permeabilitätsschadens – zeigten die Gruppe $SL_{B(How)}$ und die Kontrollgruppe keinen TG-Anstieg, keine hämodynamische Reaktion und keinen Permeabilitätsschaden trotz vergleichbaren vorausgegangenen Traumas. In allen 3 experimentellen Gruppen fanden wir einen langsamen, kontinuierlichen Anstieg der zentralvenös gemessenen Thromboxan-B_2-Spiegel.

Wie sind nun die pulmonalarteriellen Druckanstiege zu erklären?

Zunächst erscheint es vom zeitlichen Ablauf her eindeutig, daß sie als Antwort auf den Aufbohrvorgang und nicht auf die Einführung des Marknagels zurückzuführen sind. Wie bereits im Kap. 2.3 angesprochen, ist zunächst eine rein mechanische Ursache dieses Druckanstiegs zu diskutieren. Die Ausbildung größerer Thrombozytenaggregate um embolisierendes Markraumfett ist beschrieben worden [290], so daß eine Verlegung größerer pulmonalarterieller Segmente durchaus denkbar erscheint. Allerdings werden auch bei künstlicher Infusion gelöster Triglyceride pulmonalarterielle Druckanstiege beobachtet. Hier ist die Ausbildung größerer Thromben eher unwahrscheinlich, so daß möglicherweise noch andere Mechanismen zum Tragen kommen [168, 224]. Weitere Überlegungen sprechen ebenfalls gegen die Annahme einer rein mechanischen „Okklusionstheorie". Pulmonale Kapillaren sind relativ kurz im Vergleich zu denen des großen Kreislaufs (ca. 3 mm). Der Druckgradient zwischen Arteriolen und Venolen beträgt lediglich 5 mm Hg. Aufgrund dieses geringen Druckgradienten und der außerordentlichen Größe des pulmonalen Kapillarsystems ist der pulmonale Gefäßwiderstand gering (11 Pa · mL^{-1} · s). Im Vergleich hierzu hat die Niere mit (740 Pa · mL^{-1} · s) einen 70mal höheren Widerstand [244]. Es wäre deshalb für eine relevante Verlegung eine große Fettmenge notwendig, um meßbare Unterschiede im pulmonalarteriellen Druck zu erzeugen. Studien über pulmonale Thromboembolie haben eindeutig nachgewiesen, daß die Mehrheit (60 – 80 %) des pulmonalen Gefäßbetts okkludiert sein muß, um deutliche Auswirkungen auf die Lunge zu bewirken [103]. Die maximale, von Peltier [211] beschriebene, aus einem Femur freisetzbare Fettmenge wird mit 120 – 170 ml angegeben. Von diesem Volumen tritt weiterhin ein Teil aus dem Frakturspalt aus (s. Kap. 2.2), so daß die verbleibende Menge als einzige Ursache aller beobachteten Veränderungen als unwahrscheinlich anzusehen ist.

Die humoralen Mechanismen, die ebenfalls eine wesentliche Rolle zu spielen scheinen, wurden bereits ausführlich besprochen. Allerdings wurden weitere klinisch relevante Studien durchgeführt: Experimentelle Ergebnisse von Watkins et al. [285] zeigten eine Thromboxanfreisetzung auch bei pulmonalen Permeabilitätsstörungen anderer Genese. Erste klinische Untersuchungen stammen von Oettinger u. Bach [180], die bei Patienten mit Femurfrakturen im Rahmen der Marknagelung erhöhte Thromboxanspiegel im venösen Blut der betroffenen Extremität nachwiesen. In weitergehenden Studien wurden deutlich höhere Spiegel im venösen als im arteriellen Blut bei Tibiafrakturen nachgewiesen [260]. Auch in unserer Studie wurde Thromboxan B$_2$ zu repräsentativen Zeitpunkten während und nach der Marknagelung bestimmt. Allerdings zeigte sich der erwartete akute Anstieg nach Aufbohrung nicht. Auch bestand keine Relation zu den Anstiegen von Pulmonalarteriendruck oder TG-Spiegeln. Hingegen war ein langsamer, in allen experimentellen Gruppen vergleichbarer Anstieg im Spätverlauf (bis 2. Stunde nach OSMN) zu verzeichnen, der möglicherweise als Ausdruck des allgemeinen Operationstraumas gewertet werden könnte.

Die Unterschiede der pulmonalen Reaktion zwischen den experimentellen Gruppen waren unerwartet deutlich. Da die Vorbehandlung in allen experimentellen Gruppen vergleichbar war und auch in der Kontrollgruppe, wie erwartet, keine Reaktionen traumabedingt auftraten, ist dies wahrscheinlich auf die Bohrerkonstruktion zurückzuführen [199]. Auffällig ist, daß beispielsweise in Gruppe SL$_{B(AO)}$ mit Ausnahme des 9-mm-Bohrers, keiner einen stirnschneidenden Bohrkopf aufweist. Dies mag zu größerer Druckerhöhung distal des Bohrkopfes und letztlich zu stärkerer Fettausschwemmung beitragen. Des weiteren könnte die Ausladung der Schneideflächen sowie deren Anzahl von Bedeutung sein. Hier ist auffällig, daß in der Gruppe mit dem geringsten Schädigungspotential (Gruppe SL$_{B(How)}$) 5 weit ausladende Schnittflächen vorhanden sind, des weiteren sind alle Bohrgrößen stirnschneidend. Als weiteren Mechanismus des Transports von Knochenmark nach distal könnte das Design des Bohrerschafts von Bedeutung sein. Wir erwarteten dahingehend die günstigsten Ergebnisse in der Gruppe SL$_{B(Bio)}$, da die Radspeichenformation nur ca. 60 – 70 % des Volumens der soliden anderen Bohrer ausmacht. Allerdings bestätigte sich dieser Verdacht nicht, da auch in dieser Gruppe ein signifikanter pulmonalarterieller Druckanstieg auftrat.

Zusammenfassend traten unseren Ergebnissen zufolge unterschiedliche pulmonale Auswirkungen nach Markraumbohrung auf, die am ehesten auf die Form des Bohrkopfes zurückzuführen sein könnten.

5.5 Diskussion

Die Daten sind in Übereinstimmung mit ersten klinischen Untersuchungen von Winquist et al., die im Rahmen der „American Academy of Orthopedic Surgeons" 1993 erstmals vorgestellt wurden. Der Autor bestimmte parallel den intramedullären Druck sowie transösophageale Echokardiographie bei Patienten, die sich aufgrund einer drohenden pathologischen Fraktur einer OSMN unterziehen mußten. Er fand, daß im Vergleich des Biomet-Bohrers mit dem AO-Synthes-Bohrer der erstere ebenfalls günstigere Druckwerte erzeugte, die auch mit geringerer Embolisierung in der Echokardiographie einhergingen [299]. In einer ähnlichen Anordnung konnte Peter [215] die deutlichen Unterschiede nicht in demselben Maße bestätigen, fand aber einen größeren Volumeneffekt der AO-Synthes-Bohrersysteme. Es ist anzufügen, daß die Druckmessungen bei Anwendung des Howmedica Systems lediglich bei 2 Patienten durchgeführt wurden.

Weitere Aspekte verschiedener Markraumbohrsysteme untersuchten Müller et al.: Sie entwickelten einen Bohrer mit hohlem Kopf, der den Abtransport von Knochenmark ins Zentrum des Bohrers ermöglichen sollte. Hierdurch ließen sich die in vitro bestimmten Druckveränderungen bei standardisierter Aufbohrung nicht reduzieren. Weitaus effektiver erschien hingegen die Reduktion des Schaftdurchmessers im Hinblick auf die intramedulläre Drucksteigerung [160]. In einer Reihe weiterer Experimente gelang ihm der Nachweis, daß neben dem Bohrerdesign auch die Vorschubgeschwindigkeit im In-vitro-Versuch eine entscheidende Rolle zu spielen scheint [161]. Ebenso hat der Schärfezustand der Bohrer seinen Ergebnissen zufolge eindeutige Auswirkungen sowohl auf den intramedullären Druck, als auch auf die intramedulläre Temperatursteigerung [162]. Letztendlich erbrachte die Testung von bereits klinisch verwendeten und unterschiedlich abgenutzten Bohrern den Nachweis erheblicher Unterschiede im Rahmen der Markraumbohrung [163]. Zusammenfassend läßt sich feststellen, daß eine Reduktion pulmonaler Fetteinschwemmung durch Wahl eines geeigneten Bohrers möglich erscheint.

Vergleich der Gruppe $SL_{B(AO)}$ mit Gruppe SL_{un}
In den vorhergehenden Untersuchungen zeigte sich eindeutig, daß die wesentlichen Schädigungsmechanismen im Rahmen der Aufbohrung des Markraumes und nicht während der Einführung des Marknagels erfolgen. Deshalb lag die Untersuchung eines Marknagelverfahrens *ohne* vorherige Aufbohrung in demselben Versuchsaufbau nahe [186, 188]. Unseren Ergebnissen zufolge kann durch die Einführung eines unaufgebohrten Marknagels sowohl die hämodynamische Reaktion der Lunge als auch der pulmonale Permeabilitätsschaden zwar nicht vollständig aufgehoben, aber eindeutig reduziert werden. Die Ergebnisse der Aktivitätsmessung isolierter polymorphkerniger Granulozyten zeigten ebenfalls unterschiedliche Reaktionen auf die verschiedenen Marknagelverfahren. Somit scheint trotz bestehender Vorschädigung eine Marknagelung ohne Aufbohrung nicht zu gleicher Ausprägung weiterer potenzierender pathophysiologischer Veränderungen zu führen, wie sie bei denjenigen mit Markraumbohrung vorhanden waren. Die weitere Eingliederung der Ergebnisse erfolgt zusammen mit der klinischen Studie.

6 Pulmonale Veränderungen bei Marknagelung des Oberschenkels mit und ohne Markraumbohrung: Prospektive klinische Studie

6.1
Einleitung

Aufgrund der vielversprechenden Ergebnisse der tierexperimentellen Studie hinsichtlich eines Marknagelverfahrens ohne Markraumbohrung [187, 188], wurden die Auswirkungen dieses Verfahrens in einer klinischen, prospektiven Untersuchung überprüft. Für die operative Versorgung von Femurfrakturen stellen die pulmonalen Auswirkungen zunächst einen Nebenaspekt dar, da sie klinische Bedeutung offensichtlich nur bei Patienten haben, die ein insgesamt höheres Risiko einer pulmonalen Verschlechterung aufweisen.

6.1.1
Der AO-Solidnagel

Von der Arbeitsgemeinschaft für Osteosyntheseverfahren wurde vor kurzem ein neues, solides Implantat entwickelt, das eine intramedulläre Stabilisierung des Femurs ohne Markraumbohrung ermöglicht (Abb. 51 und 52). In bezug auf lokale Auswirkungen einer Markraumbohrung sind Vorteile einer unaufgebohrten Technik für die Tibia tierexperimentell nachgewiesen. Klein et al. [121] fanden eine mittlere Reduktion der Zirkulation von 70 % bei Aufbohrung, bei unaufgebohrter Nagelung zeigte sich eine Durchblutungsminderung von lediglich 30 % im Mittel. Ähnlich günstige Ergebnisse für die ungebohrte Nagelung fanden auch Oedekoven et al. [177]. Szintigraphische Durchblutungsmessungen nach Marknagelung im Hund zeigten eine postoperative Durchblutungsminderung nur nach Aufbohrung. Diese Ergeb-

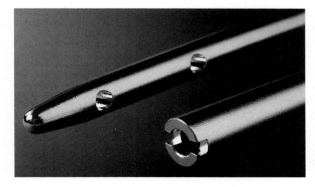

Abb. 51. Darstellung des proximalen und distalen Anteils des neuen soliden Implantates, das in der vorliegenden klinischen Studie verwendet wurde (Stahl-Version; jetzt auch als Titanausführung im Handel).

6.1 Einleitung

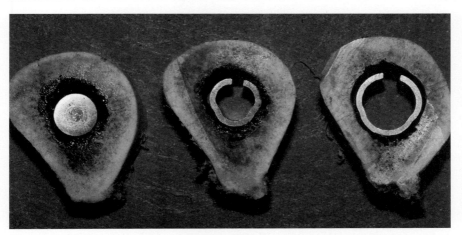

Abb. 52. Vergleich zwischen dem 9-mm-AO-Solidnagel und dem AO-Universalmarknagelsystem (*Mitte:* 9 mm, *rechts:* 14 mm). Zu beachten ist der deutliche Unterschied des Zwischenraumes zwischen Nagel und innerer Kortikalis.

nisse scheinen natürlich geeignet, die Indikationsstellung für eine OSMN mit Markraumbohrung zu überdenken. Seit seiner Einführung wurden eingehende biomechanische Studien im Vergleich zwischen Solidnagel und dem „konventionellen" AO-Universalnagel durchgeführt:

Untersuchungen im Knochen-Implantat-Verbund zeigten eine vergleichbare Biegesteifigkeit sowie eine in Relation verminderte axiale Steifigkeit. Hervorzuheben ist des weiteren eine deutlich (im Experiment 36fach) höhere Torsionssteifigkeit des Solidnagels [124]. Diese kann einer durch Weichteilzug bedingten Rotationsfehlstellung entgegenwirken, so daß sich das Implantat z. B. für Korrektureingriffe bei Rotationsfehlstellungen besonders eignet. Aufgrund verschiedener neuentwickelter proximaler Verriegelungssysteme hat sich das Indikationsspektrum auf die gesamte Diaphyse einschließlich subtrochantärer Frakturen erweitert [125].

Aus operationstechnischer Sicht ist zu berücksichtigen, daß neue, mit geringerem Weichteiltrauma verbundene Markraumeröffnungstechniken entwickelt wurden. Diese bedingen eine exakte Wahl und Präparation des Zugangs. Krettek et al. [125] weisen in ihrem Vergleich der beiden Operationsverfahren besonders auf die kleinere Hautinzision, einfachere Repositionstechnik verbunden mit geringerem Weichteilschaden und geringerem Blutverlust bei der unaufgebohrten Technik hin. Eine Nachuntersuchung zeigte im Gegensatz zur konventionellen Nagelung statistisch signifikant ($p < 0{,}05$, χ^2-Test, T-Test) kürzere Operationszeiten, geringeren Blutverlust und früheren radiologischen Nachweis von Frakturkallus bei Patienten mit unaufgebohrter Technik [126].

6.2
Patientenkollektiv und Methodik

6.2.1
Definitionen und Einschlußkriterien

In der prospektiven klinischen Studie wurde die Definition eines ARDS anhand der folgenden Kriterien diagnostiziert:

- pulmonale Insuffizienz (FiO_2 > 50% bei maschineller Beatmung),
- beidseitige diffuse Infiltration im Thoraxröntgenbild,
- pulmonalarterieller Verschlußdruck (Paw-Mittel) < 18 mm Hg, und
- PEEP > 8 cm H_2O.

Das Studiendesign wurde prospektiv randomisiert ausgelegt. In der Praxis erwies sich die Randomisierung nicht in allen Fällen als durchführbar, da das Implantat insbesondere zu Beginn der Studie nicht immer in den erforderlichen Größen vorhanden war. Es wurden polytraumatisierte Patienten nach folgenden Kriterien in das Studienprotokoll eingeschlossen (Tabelle 28):

Die Patienten mit einem schweren Thoraxtrauma wurden aus der Studie ausgeschlossen, da diese Verletzungskombination als besonders gefährdet hinsichtlich einer ARDS-Entwicklung identifiziert war und eine studienbedingte Gefährdung unbedingt zu vermeiden war.

6.2.2
Prinzipien der klinischen Erstversorgung

Die Intubation erfolgte in allen Fällen am Unfallort oder in der Notaufnahme der Medizinischen Hochschule Hannover, Indikation war zumeist die allgemeine Verletzungsschwere oder eine bereits bestehende respiratorische Insuffizienz. Die Beatmung wurde als assistierte, volumengesteuerte, positive Druckbeatmung durchgeführt. Die Beatmungseinstellung orientierte sich an den Ergebnissen der arteriellen Blutgasanalyse. Folgende Richtwerte wurden beachtet: PO_2 zwischen 70 und 90 mm Hg, arterielle Sauerstoffsättigung > 90 %. Die Beatmungsmodalitäten beinhalteten PEEP-Einstellungen von maximal 10 cm H_2O und Inspirations-Exspirations-Verhältnisse bis zu 1:0,5. Die Beatmung war niederfrequent, die Atemzugvolumina lagen bei 10 ml/kg KG. Als Beatmungsparameter wurden Atemminutenvolumen (AMV), positiv-endexspiratorischer Druck (PEEP), maximaler endinspiratorischer Druck (MXIP) und das Inspirations-Exspirations-Verhältnis (I:E) dokumentiert. Als Maß für den Gasaustausch wurde der Oxygenierungsquotient nach Horovitz berechnet: Oxygenierung = PaO_2/FiO_2 [101]. Es wurde jeweils präoperativ, d. h. in der Notauf-

- Alter 15–65 Jahre - Rettung, operative Versorgung: Unfallchirurgische Klinik MHH - Femurfraktur im mittleren Schaftbereich (innerhalb von 24 h OSMN) - Verletzungsschwere > 20 Punkte ISS (oder PTS-Gruppe III) - Kein schweres Schädel-Hirn-Trauma (initialer GCS > 8 Punkte) - Kein schweres Thoraxtrauma (Thorax$_{PTS}$ < 7 Punkte)	**Tabelle 28.** Einschlußkriterien der klinischen Untersuchung

6.2 Patientenkollektiv und Methodik

nahme oder auf der Intensivstation, ein Pulmonalarterienkatheter (Swan-Ganz flow directed thermodilution catheter Criticath, Mod. SP 5107, Spectramed BV, Bilthoven, Niederlande) zur kontinuierlichen Druckmessung des pulmonalen Kreislaufs eingeführt.

6.2.3 Gruppeneinteilung und Meßzeitpunkte

Entsprechend der differenten operativen Versorgung wurden die Patienten in 2 Gruppen eingeteilt. Alle Patienten wurden primär ($\leq$ 24 h nach Trauma) versorgt:

- Gruppe UFN: primäre OSMN ohne Markraumbohrung (unaufgebohrte Femurnagelung)
- Gruppe AFN: primäre OSMN mit Markraumbohrung (aufgebohrte Femurnagelung)

Die Blutabnahmen zur Bestimmung der biochemischen Parameter erfolgten zu den in Tabelle 29 genannten Zeitpunkten, ebenfalls wurden die Beatmungseinstellungen und arteriellen Blutgaswerte dokumentiert.

Tabelle 29. Blutentnahmezeitpunkte der klinischen Studie

Zeitpunkt	Legende	Beschreibung
Präoperativ	A	Ausgangswert
Intraoperativ	M	Markraumaufbohrung
	O	Nagelung
Postoperativ	B_1	Beobachtung, 15 min nach OSMN
	B_2	Beobachtung, 120 min nach OSMN
	1. Tag	1. Tag nach OSMN
	2. Tag	2. Tag nach OSMN (nur Gerinnung)
	3. Tag	3. Tag nach OSMN (nur Gerinnung)

6.2.4 Parameter

Zu den oben angegebenen Zeitpunkten erfolgten die hämodynamischen Messungen (Berechnungen aus gemessenen Werten) und biochemischen Bestimmungen (Tabelle 30).

Für die Messungen von Pulmonalarteriendruck und zentralvenösem Druck wurde der Nullpunkt in Höhe des rechten Vorhofs bestimmt. Intraoperativ erfolgte nach eventuellen Umlagerungen des Patienten jeweils eine neue Anpassung an diesen Referenzpunkt.

Tabelle 30. Hämodynamische und biochemische Parameter der klinischen Studie

Pulmonalarteriendruck	Pap	mm Hg
Pulmonalkapillärer Verschlußdruck	PCWP	mm Hg
Zentralvenöser Druck	ZVD	mm Hg
Herzzeitvolumen	HZV	l/min
Triglyceridkonzentration	TG	mg/dl
Chemilumineszenz	CL	10^6 cpm/25000 PMNL
Elastasekonzentration	Ela	µg/l
N-Acetylglukosaminidase	NAG	U/l

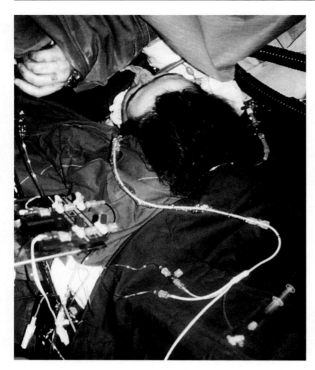

Abb. 53. Patientin während OSMN; pulmonalarterieller Katheter in situ. (Farbige Wiedergabe der Abbildung s. Tafeln im Anhang)

Zur Erfassung der Herzleistung wurde der Paw bestimmt (Abb. 53). Ebenfalls wurde das Herzzeitvolumen anhand der Thermodilutionsmethode gemessen, die Daten wurden als Mittelwerte von jeweils 3 Einzelmessungen erhoben.

Als Parameter für die systemische Reaktion nach Trauma [191] wurde die Thrombozytenzahl im venösen Blut dokumentiert, im posttraumatischen Verlauf von der Aufnahme bis zum 5. Tag nach Trauma.

TG-Spiegel (mg/dl) in zentralvenösem Blut wurden vollenzymatisch mit einer Testkombination (Firma Boehringer, Mannheim GmbH) zu den oben angegebenen Meßzeitpunkten bestimmt. Die Elastasekonzentration wurde immunologisch gemessen (11332 PMN Elastase IMAC, Immuno Activation, Immunoassay Merck), die NAG-Aktivität spektrofluorimetrisch mit 4-Methylumbelliferon als Standard.

Die CL isolierter polymorphkerniger Granulozyten (PMN) wurde nach Stimulation mit Zymosan gemessen (Biolumat LB 9505 Berthold, Wildbad, BRD):

- 495 µl MEM,
- 10 µl Luminol (22,6 mmol/l),
- 20 µl Standard-/autologes Plasma,
- 20 µl nicht-opsoniertes Zymosan,
- 25 µl PMNL-Suspension (25000 Zellen).

Folgende Reagenzien wurden hierfür benötigt: Luminol in MEM (minimal essential medium) Dulbecco, 22,6 mmol/l, mit Triethylamin, 40 mmol/l; tägliche Präparation;

6.4 Ergebnisse

Zymosan A, zweifach mit PBS gewaschen, einmal mit MEM, 100 mg/ml, aliquotiert und gefroren bei −70 °C. CL-Messungen wurden bei +37 °C mit vorgewärmten Reagenzien durchgeführt [59].

6.3
Statistik

Nach Varianzanalyse erfolgte der T-Test für gepaarte und ungepaarte Stichproben. P-Werte von p < 0,05 wurden als Signifikanzgrenze festgelegt (in den Abb. 54–58 sind Unterschiede zwischen den Patientengruppen mit * gekennzeichnet; signifikante Änderungen zum 1. Wert (A) sind mit + gekennzeichnet). Zu den Mittelwerten wird jeweils der Standardfehler (SEM) mitangegeben.

6.4
Ergebnisse

Es konnten insgesamt 31 Patienten ausgewertet werden. Hinsichtlich der demographischen Daten fanden wir keine signifikanten Unterschiede zwischen den Gruppen (Tabelle 31).
Die Lungenfunktion war präoperativ in beiden Gruppen vergleichbar.
In der UFN-Gruppe blieb der Oxygenierungsquotient intraoperativ unverändert, postoperativ war ein signifikanter Anstieg zu verzeichnen. In der AFN-Gruppe zeigte

Tabelle 31. Demographische Daten der beiden Gruppen

Parameter		Gruppe AFN	Gruppe UFN
Anzahl	(n)	17	14
Alter	(Jahre)	26,7±3,2	28,6±5,3
Gesamt-ISS	(Punkte)	23,5±3,1	24,7±4,2
Thorax-PTS	(Punkte)	4,5±3,2	5,2±3,9
Dauer bis OSMN	(h)	3,4±5,3	2,4±6,1
Beatmungsdauer	(Tage)	6,9±4,8	5,6±2,9
Intensivdauer	(Tage)	9,9±8,9	7,6±5,8

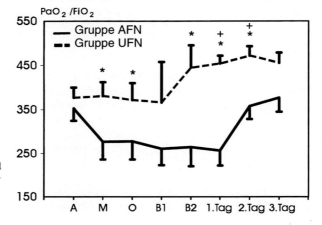

Abb. 54. Oxygenierungsquotient nach Horovitz im Gruppenvergleich intraoperativ und im Verlauf bis Tag 3 postoperativ (+ = sign. zum Ausgangswert; * = sign. Gruppenunterschied)

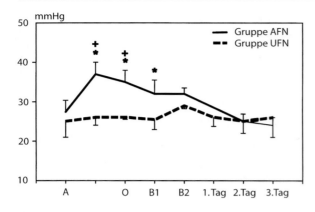

Abb. 55. Verlauf des Pap (+ = sign. zum Ausgangswert; * = sign. Gruppenunterschied)

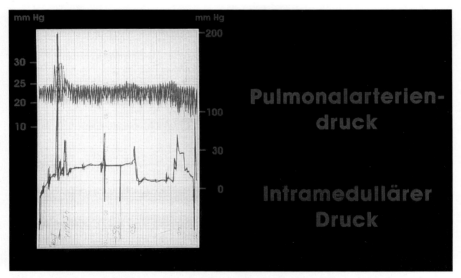

Abb. 56. Simultane Aufzeichnung intramedullärer und pulmonalarterieller Druckänderungen eines Patienten der Gruppe AFN bei Markraumbohrungen. Die stärkste Druckerhöhung fand sich regelmäßig bei der 1. Bohrung. (Farbige Wiedergabe der Abbildung s. Tafeln im Anhang)

sich nach Aufbohrung des Oberschenkelmarkraums ein Abfall des Oxygenierungsquotienten. Dieser war nicht signifikant im Zeitverlauf, jedoch ($p < 0{,}05$) im Gruppenvergleich. Bis zum 2. Tag nach OSMN war die Oxygenierung bei AFN-Patienten signifikant schlechter als in der UFN-Gruppe (Abb. 54).

PEEP, Atemminutenvolumen, MXIP und Inspirations-Exspirations-Verhältnis änderten sich im Zusammenhang mit der OSMN nicht. Die Compliance änderte sich weder in der Gruppe UFN, noch traten in Gruppe AFN signifikante Änderungen im Zeitverlauf auf.

Der Pap zeigte in der UFN-Gruppe zu keinem Zeitpunkt der Operation Änderungen im Vergleich zum Ausgangswert. In Gruppe AFN maßen wir während der Boh-

6.4 Ergebnisse

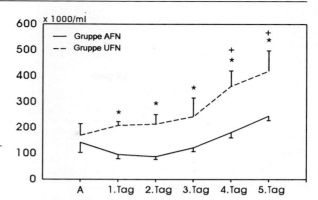

Abb. 57. Verlauf der Thrombozytenzahlen im Gruppenvergleich (+ = sign. zum Ausgangswert; * = sign. Gruppenunterschied)

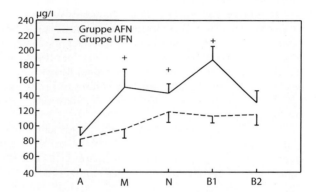

Abb. 58. Plasma-Elastase im Gruppenvergleich (+ = sign. zum Ausgangswert; * = sign. Gruppenunterschied)

rungsphase einen signifikanten Anstieg im Vergleich zum präoperativen Wert sowie im Gruppenvergleich (Abb. 55 und 56). Der TG-Gehalt im zentralvenösen Blut zeigte keine meßbare Veränderung im Verlauf der Operation.

In der UFN-Gruppe maßen wir keinen Abfall der Thrombozytenzahl nach der Operation. In Gruppe AFN sanken bei vergleichbarem Hämoglobin- und Hämatokritwert die Thrombozyten von 123 ± 24,7 · 1000/ml bei Aufnahme auf unter 87,8 ± 14,1 · 1000/ml am 2. Tag nach dem Unfall. Ein Anstieg in der AFN-Gruppe war nach dem 3. Tag zu verzeichnen (Abb. 57).

Die Werte der zentralvenös bestimmten Elastase zeigten zu Beginn der Messungen keinen Gruppenunterschied. Im Verlauf der Operation war nur in Gruppe AFN ein signifikanter Anstieg meßbar (Abb. 58).

Die NAG zeigte keinen nachweisbaren Gruppenunterschied oder Einfluß der Operation, ein geringfügiger Anstieg war meßbar (nicht signifikant) (Tabelle 32):

Tabelle 32. NAG im Gruppenvergleich

	A	M	N	B1	B2
UFN	5,5±0,6	–	4,66±1,1	4,66±1,1	4,5±1,1
AFN	4,8±1,0	4,6±0,5	4,33±0,3	4,5 ±0,2	4,3±0,4

	A	M	N	B1
UFN	17,4±3,2	–	13,3±2,8	17,6±4,2
AFN	29,7±6,7	39,2±9,3	33,9±8,4	32,8±3,5

Tabelle 33. CL isolierter Granulozyten im Gruppenvergleich

Die Stimulationsfähigkeit neutrophiler Granulozyten, gemessen anhand der CL, zeigte in keiner Gruppe eine signifikante Veränderung (Tabelle 33).

6.5 Diskussion

Studiendesign
Es wurden perioperative Auswirkungen einer Markraumbohrung und OSMN auf die Lungenfunktion und pulmonale Hämodynamik mit denen eines unaufgebohrten Verfahrens verglichen. Da klinisch akute Veränderungen der Permeabilität im Gegensatz zum Tiermodell kaum meßbar sind, wurde die Lungenfunktion im Verlauf anhand des Oxygenierungsquotienten nach Horovitz beurteilt, der eine sensible Meßgröße darstellt [25]. Auch hinsichtlich der Messungen zellulärer Reaktionen sind Unterschiede zum Experiment vorhanden: Klinisch ist die Aktivität polymorphkerniger Leukozyten anhand der Freisetzung intrazellulärer Enzyme (Elastase ist im Schaf nicht meßbar) quantifizierbar, so daß dieser Parameter zusätzlich zur CL bestimmt wurde.

Es wurden ausschließlich Patienten untersucht, bei denen ein *schweres Thoraxtrauma* sicher *ausgeschlossen* war. Im Rahmen der retrospektiven Studie hatte sich gezeigt, daß die Kombination von primärer (< 24 h nach Trauma) OSMN mit Markraumbohrung und schwerem Thoraxtrauma mit einem deutlich erhöhten Risiko der ARDS-Entstehung einherging. Es war deshalb ethisch nicht vertretbar, in dieser gefährdeten Gruppe die Auswirkungen der primären intramedullären Versorgung mit verschiedenen Methoden prospektiv zu überprüfen und damit eine eventuelle weitere Gefährdung hervorzurufen. Auch ist natürlich prinzipiell eine primäre Frakturversorgung des Oberschenkels weiterhin anzustreben, so daß zur Wahrnehmung eines Studienprotokolls die Verzögerung der Versorgung (zur Untersuchung auch der Patienten mit Thoraxtrauma) nicht gerechtfertigt erschien. Somit wurden Veränderungen in einem Patientenkollektiv gemessen, bei dem die Wahrscheinlichkeit einer pulmonalen Verschlechterung so gering wie möglich war. Dies hatte meßtechnische Nachteile, da offensichtlich eine relativ starke Beeinflussung auf die „gesunde", d. h. nicht vorgeschädigte Lunge treffen mußte, um funktionelle Unterschiede überhaupt quantifizieren zu können.

Eigene Ergebnisse
Die Auswertung ergab, den Einschlußkriterien entsprechend, eine geringe thorakale Verletzungsschwere von 4,5 ± 3,2 Punkten nach PTS in der Gruppe mit aufgebohrter Marknagelung und 5,2 ± 3,9 Punkte nach PTS in der Gruppe mit Marknagelung ohne Markraumbohrung. Keiner der Patienten entwickelte im Intensivstationsverlauf ein ARDS, was einerseits durch die geringe thorakale Verletzungsschwere erklärbar ist, andererseits war auch die Gesamtverletzungsschwere geringer als beispielsweise in der retrospektiven Studie.

6.5 Diskussion

Dennoch zeigte sich eine perioperative Verschlechterung und verzögerte Erholung der Oxygenierung bei Patienten, die einer Femurmarknagelung nach vorheriger Aufbohrung unterzogen wurden. Intraoperativ kam es zum akuten Anstieg des pulmonalarteriellen Drucks und zum Anstieg der Serum-Elastase-Konzentration. Zusammenfassend waren, vergleichbar mit den tierexperimentellen Studien, bei Durchführung einer unaufgebohrten OSMN weniger negative Auswirkungen vorhanden [188, 193]. Insgesamt scheinen die möglichen Gefahren einer primären OSMN durch Auswahl eines Verfahrens ohne Markraumbohrung verringerbar zu sein. Weitere Ergebnisse der klinischen Studien sind zu diskutieren: Es waren keine Gruppenunterschiede der TG-Spiegel zwischen beiden Gruppen nachweisbar.

Dieses im Vergleich zum Tierexperiment unerwartete Ergebnis kann zum einen auf meßtechnischen Problemen beruhen. Die mangelhafte Löslichkeit des Fetts im strömenden Blut und Ausbildung größerer Thromben während der Passage durch die V. cava, die tierexperimentell belegt sind [290], kann die Gewinnung einer repräsentativen Probe durch Aspiration verhindern. Zusätzlich ist es möglich, daß der Zeitpunkt der maximalen Fetteinschwemmung beim Menschen anders liegt als beim Schaf und evtl. anhand unserer Blutabnahmen nicht getroffen wurde [147]. Hierfür könnte auch die Tatsache sprechen, daß auch in der AFN-Gruppe trotz pulmonaler Veränderungen kein TG-Anstieg meßbar war.

Zum anderen ist es möglich, daß tatsächlich keine Unterschiede der peripheren Fettintravasation vorhanden sind. Wie schon in der Diskussion der tierexperimentellen Ergebnisse angesprochen, ist hingegen von seiten der Größenverteilung (Femur/Gesamtgröße) die Situation beim Menschen meßtechnisch günstiger als beim Schaf, so daß eher stärkere als geringere oder keine Unterschiede zu erwarten wären. Auch sprechen die deutlichen Gruppenunterschiede der pulmonalen Oxygenierung und der Hämodynamik gegen eine vergleichbar starke Freisetzung intramedullärer Bestandteile. Mögen auch die pulmonalen Veränderungen durch neurale, reflektorische oder humorale Mechanismen modifiziert sein, so ist doch ein Unterschied hinsichtlich des auslösenden Agens zwischen den Gruppen zu erwarten. Ohne endgültigen Beweis ist aufgrund der deutlichen pulmonalen Funktionsunterschiede und zellulären Veränderungen der fehlende Gruppenunterschied der TG-Messungen als meßmethodisch begründet anzunehmen.

Die Messungen der zellulären Reaktionen von PMNL zeigten nur bei der Gruppe mit Markraumbohrung deutliche Zeichen der Aktivierung. Dies war bei der Elastase nach Markraumbohrung signifikant zum Basiswert, bei der CL zeigte sich ein tendenzieller Anstieg nach der Bohrung. Der Anstieg der Elastasewerte beweist die stärkere Aktivierung dieser Zellen. Hinsichtlich der CL isolierter PMNL war im Experiment ein Abfall als „In-vitro-Erschöpfungszustand" nach vorheriger „maximaler Aktivierung" gedeutet worden. Der tendenzielle Anstieg in den klinischen Ergebnissen scheint auf den ersten Blick widersprüchlich. Es ist allerdings zu berücksichtigen, daß die hier untersuchten Patienten aufgrund der Einschlußkriterien keine vergleichbar starke Verletzungsschwere (insbesondere thorakal) aufwiesen. Wir erklären dieses Ergebnis mit der Aktivitätskinetik der PMNL. Aus früheren klinischen Untersuchungen ist bekannt, daß sich die In-vitro-Stimulationsfähigkeit nach dem Schweregrad der Vorschädigung richtet. Ein Abfall der CL-Werte wurde bei schwerverletzten Patienten mit ARDS gefunden, während bei Patienten ohne ARDS eine noch vorhandene Aktivierbarkeit der Zellen meßbar war [60]. Eine ähnliche Situation ist bei den hier untersuchten Patienten – ohne LK und ohne ARDS – anzunehmen, d. h., der „zelluläre Erschöpfungszustand" war nicht erreicht.

Auswirkungen einer ungebohrten Marknagelung
Vorteile des unaufgebohrten Verfahrens wurden auch von anderen Autoren gefunden: Strecker [260] verglich humorale Veränderungen bei Patienten mit aufgebohrter und unaufgebohrter Tibiamarknagelung und mit Fixateur externe. Der intramedulläre Druck betrug bei aufgebohrter Nagelung bis zu 950 mm Hg, bei unaufgebohrter Marknagelung bis zu 120 mm Hg und bei Applikation eines Fixateur externe 30 mm Hg. Parallel hierzu fanden die Autoren eine deutlich geringere Thromboxanfreisetzung (Nachweis im Femoralvenenblut) bei unaufgebohrter Femurnagelung. Klinische Untersuchungen bei Oberschenkelschaftfrakturen beschreibt Wenda. Die intramedullären Druckmessungen bei unaufgebohrt eingebrachtem AO-Universalsystem ergaben Werte zwischen 40 und 70 mm Hg, während bei konventioneller Aufbohrung wesentlich höhere Meßwerte (zwischen 420 mm Hg und 1510 mm Hg) auftraten. Weitergehende intraoperative echokardiographische Untersuchungen wiesen eine deutlich geringere Emboliereate bei Patienten mit unaufgebohrter Femurnagelung nach [294]. Diese positiven Resultate werden durch eine klinische Studie von Kröpfl et al. [129] bestätigt: In einer Serie von 88 Patienten mit 96 Oberschenkelfrakturen erzeugte die unaufgebohrte Marknagelung im Mittel einen intramedullären Druckanstieg auf lediglich 86 ± 11 mm Hg (Basiswert 26 ± 7 mm Hg) und lag somit „deutlich unter den Werten einer Marknagelung mit Markraumbohrung. Von diesen Patienten entwickelte ein Patient (1,1 %) ein ARDS im postoperativen Verlauf und verstarb an den Folgen einer abdominellen Komplikation. Obgleich eine Aufgliederung der polytraumatisierten Patienten nicht genau ersichtlich ist, erlauben die Ergebnisse, daß „aufgrund der eigenen klinischen Erfahrungen eine auffallend geringe Inzidenz von pulmonalen Komplikationen ... speziell in der Polytrauma-Gruppe unseres Patientengutes" nach unaufgebohrter Femurnagelung vorhanden war [129].

Hingegen fand Heim [93] bei In-vitro-Untersuchungen an Leichentibiae keine Unterschiede der intramedullären Druckentwicklung zwischen aufgebohrtem und unaufgebohrtem Verfahren. Zur Beurteilung der von Heim vorgestellten In-vitro-Ergebnisse ist zu berücksichtigen, daß die intramedulläre Druckentwicklung einer Reihe technischer Einflußmöglichkeiten unterliegt, die die Standardisierung erschweren: Ein rasches Einbringen und eine damit verbundene hohe Kompressionskraft kann durchaus höhere intramedulläre Drücke erzeugen. Die von Müller [161] untersuchten Auswirkungen der Kompressionskraft bei der Markraumbohrung gelten auch für das Einführen eines Nagels. Trotz eines deutlich geringeren Volumeneffekts durch den unaufgebohrten Nagel (Durchmesser 7–9 mm im Experiment, 8–10 mm in der Klinik) könnte ein rasch eingebrachter Nagel durchaus auch eine größere Fettmenge aus dem Markraum freisetzen. Bei langsamem Einbringen des Nagels ist eine bessere Verteilung des intramedullären Drucks bekannt, so daß sich dementsprechend mehr Material im Frakturspalt verteilen könnte. Hinsichtlich der von Neudeck et al. [169, 196, 196 a] dargestellten stärkeren Auswirkungen einer Versorgung mit UFN ist ebenfalls die Geschwindigkeit des Einbringens des Implantates zu diskutieren sowie der Durchmesser des Implantates und der damit verbundene Volumeneffekt (s. Kap. 2.2). Hingegen treten bei der Verwendung eines aufgebohrten Verfahrens die Faktoren „Kompressionskraft" und „Volumeneffekt" immer mehrmalig auf.

6.5 Diskussion

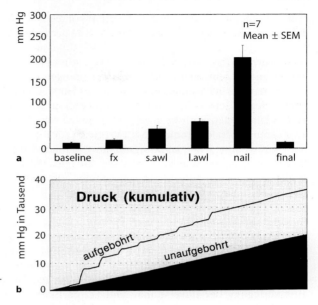

Abb. 59a, b. Einmaliger Stempeleffekt des unaufgebohrten Marknagels [nach 169 b] und Vorstellung des „kumulativen Effekts" nach Wenda bei repetitivem Bohrvorgang [294 a]

Dieser Effekt wurde von Wenda [294] mit dem Terminus „kumulativer Effekt" unter der Vorstellung belegt, daß zwischen den Aufbohrvorgängen sich der Markraum wieder mit Blut und Fett aus dem Frakturspalt füllen kann, um beim nächsten Bohrvorgang ausgepreßt zu werden [294 a].

Die in Abb. 59 a, b angegebenen Wirkungen berücksichtigen jedoch noch nicht die sekundären Wirkungen intrapulmonal (Mediatorfreisetzung etc.).

Allerdings scheint in der Praxis gerade der Zeitfaktor zugunsten des unaufgebohrten Verfahrens zu sprechen. Nach Einführung des Implantates in den proximalen Markraum kann die Reposition der Fraktur mit Hilfe des liegenden Implantates erfolgen. Dies erfordert eine gewisse Zeit, in der sich ein hier entstehendes Druckmaximum leicht verteilen kann. Ein schnelles Passieren des distalen Markraumsegments mit dem Markraumbohrer – wie nach erfolgter „Auffädelung" durch den Führungsdorn bei einer Markraumbohrung – ist bei dem ungebohrten Nagelverfahren nicht möglich [125]. Somit zeigen sich hier deutliche Unterschiede zwischen der klinischen Praxis und der experimentellen (insbesondere In-vitro-) Situation.

Andererseits fand Heim in einer experimentellen Studie keinen statistisch signifikanten Unterschied der Druckentwicklung im Vergleich zwischen aufgebohrter und unaufgebohrter Nagelung bei menschlichen Femora. Hingegen war dies durchaus bei menschlichen Tibiae nachweisbar. Die Autoren erklärten dies durch den unterschiedlichen Eintrittswinkel des Markraumbohrers (gerade in das Femur – schräg in die Tibia) [93]. Diese Studie wurde wiederum durch Kröpfl et al. kritisiert, da „die Daten für die aufgebohrte Gruppe nur die Druckanstiege während der Aufbohrung wiedergeben und nicht während der Nagelinsertion" und da „die Untersuchung der beiden Gruppen in verschiedenen Institutionen vorgenommen wurden" [128a]. In einer weiteren Studie untersuchten Heim et al. die Auswirkungen einer aufgebohrten und einer unaufgebohrten Femurnagelung und einer Plattenosteosynthese im Kaninchen. Sie maßen – ähnlich wie bei den hier vorgestellten Daten – bei Tieren *ohne* Vorschädigung keine signifikanten Unterschiede der Lungenfunktion; der Einfluß unter Vorschädigung war nicht Gegenstand der Untersuchung. Allerdings wurden auch ohne Vorschädigung signifikant höhere Aktivitäten der Plättchenaggregation bei Tieren mit aufgebohrter Marknagelung gemessen [93a]. Jain et al. induzierten eine experimentelle intravenöse Fettinfusion im Hund. Der Vergleich des hierauf folgenden Einflusses einer aufgebohrten und einer unaufgebohrten Marknagelung und einer Plattenosteosynthese zeigte einen statistisch signifikant schlechteren arterioalveolären Sauerstoffgradienten im Vergleich zur Plattenosteosynthese. Die unaufgebohrte Nagelung zeigte keine signifikante Veränderung des A-a-Gradienten [109a]. Duwelius et al. maßen statistisch signifikante Anstiege des pulmonalvaskulären Widerstandes nach aufgebohrter Nagelung, während die unaufgebohrte keine vergleichbare Reaktion im Schafmodell zeigte [57a].

Unterschiede lokaler Auswirkungen der Marknagelverfahren
Die Destruktion des intramedullären Gefäßsystems im Rahmen der Aufbohrung ist hinreichend bewiesen. Trueta [275] fand im Kaninchen, daß nach Markraumbohrung eine A. nutritia radiographisch nicht mehr nachweisbar ist, und wies histologisch eine Nekrose des inneren Drittels der Kortikalis nach. Histologische Arbeiten zeigten eine Verlegung der Haver-Kanäle mit Fettpartikeln bis zum Periost, sowie der A. nutritia mit Bohrmaterial [49, 181, 266]. Kessler et al. untersuchten Einwirkungen der Markraumbohrung auf die ossäre Blutversorgung und wiesen eine Nekrose von 50–70% des Kortex nach. Aufgrund der anatomischen Verteilung der Blutversorgung wird die wesentliche Schädigung durch den 1. Bohrvorgang erzeugt [117]. Ähnlich negative Auswirkungen fand auch Danckwardt-Liljeström [49]. Pfister et al. [217] konnten ebenfalls in vivo (Schafstibia) einen nicht durchbluteten von einem durchbluteten Kortikalisbereich deutlich unterscheiden. Sowohl der durch den Aufbohrvorgang erzeugte mechanische Schaden als auch die Verlegung der Blutversorgung wurden als mögliche Ursachen diskutiert.

Weitere lokale Mechanismen, wie z. B. die Temperaturentwicklung im Rahmen des Bohrvorganges, können lokale, aber auch systemische Auswirkungen haben: Der Grenzwert zur Erzeugung thermischer Nekrosen wird in der Literatur mit Werten zwischen 44 °C und 56 °C beurteilt. Entscheidend für die Entstehung einer Nekrose sind die beiden Faktoren „absolute Temperaturhöhe" und „Einwirkzeit": Henry et al. [96] fanden in vitro im Mittel 51 °C, Müller [163] in vitro 44,1 °C. Eitenmüller et al. [66] diskutieren, daß bei über 60 °C und höher eine deutlich stärkere Umbautätigkeit vorhanden war. Stürmer zeigte als einer der ersten verläßliche Daten der Temperaturentwicklung in vivo. Er maß Temperaturmaxima bis 50 °C in der Schafstibia bei Verwendung des AO-Universalsystems [266]. Es erscheint denkbar, daß eine Temperatursteigerung lokal eine Aktivierung des im Knochenmark befindlichen Thromboplastins bewirkt, sowie des weiteren eine Aktivierung zellulärer Systeme. Wenda [290] fand bis zu 3 cm lange, von Thrombozyten umgebene Fettpfropfen in der V. cava. Er diskutiert, daß sich diese Thromben erst auf dem Weg aus der V. femoralis durch Gerinnungsaktivierung entwickeln. Entsprechende Einflüsse auf die Gerinnung im Sinne eines Abfalls der Thrombozytenzahl waren in unseren Untersuchungen deutlich nachweisbar. Dieser Parameter ist als Monitoring des klinischen Verlaufs allgemein anerkannt [30] und wird im Sinne eines Verbrauchs der Thrombozy-

6.5 Diskussion

ten interpretiert. Die Bedeutung von Gerinnungsstörungen in der Formation der Emboli und auch in der Pathogenese des ARDS ist bereits diskutiert worden (Kap. 2.5–2.7). Auch die erhöhte Aktivität von PMNL im Sinne einer Elastasefreisetzung und erhöhter CL in der Gruppe AFN wären hierdurch erklärbar. Es erscheint deshalb plausibel, eine Differenzierung zwischen allein druckbedingter Einschwemmung von relativ „passivem" Markraumfett einerseits, und andererseits durch die Bohrung mechanisch „aktivierter" Bestandteile durchzuführen.

Dies betrifft die Aktivierung der Gerinnungskaskade (extrinsisches System) und möglicherweise auch neutrophile Granulozyten, sowie die Einschwemmung auch partikulärer Substanzen (Spongiosa). Zur Klärung der letztlich für die hier gemessenen Unterschiede verantwortlichen Pathomechanismen erscheinen weitere klinische und auch experimentelle Studien notwendig.

7 Integration der Ergebnisse in die Strategie der Versorgung polytraumatisierter Patienten

Wie die genannten Untersuchungen aufzeigen, scheinen die negativen Effekte der aufgebohrten Marknagelung des Femurs nur bei speziell gefährdeten Patienten klinisch relevant zu sein. Es ist deshalb entscheidend, diese Hochrisikopatienten bereits bei Aufnahme im erstversorgenden Krankenhaus zu identifizieren, um eine der Verletzungsschwere und Verletzungsverteilung angemessene individuelle operative Versorgung zu gewährleisten.

Der Borderline-Patient
Wir haben versucht, Patienten mit hohem Risiko posttraumatischer Komplikationen anhand klinischer Daten zu separieren und zu identifizieren. Dieses ist nach unserer Erfahrung kaum möglich. Zumeist sprechen diese Patienten auf die Schockbekämpfung adäquat an und sind im initialen Verlauf hämodynamisch stabil. Die üblichen klinischen Parameter zeigen keine Auffälligkeiten oder Hinweise auf spätere Komplikationen. Trotz dieser stabilen Verhältnisse entwickelt ein Teil dieser Patienten unerwartet nach operativer Versorgung ein ARDS oder MOV.
  Der Zustand dieser Patienten könnte als „quasi-stabil" bezeichnet werden. Treten nun weitere belastende Faktoren (z.B. aufgebohrte OSMN) hinzu, so wird offensichtlich eine Schwelle überschritten, die mit den üblichen Parametern nicht zu identifizieren ist. Nach Überschreiten dieser Schwelle tritt eine Verschlechterung der klinischen Situation ein (ARDS, MOV), die häufig mit den uns zur Verfügung stehenden intensivmedizinischen Methoden nicht mehr aufgehalten werden kann [287b].
  Da das Schicksal des Patienten von dem Überschreiten dieser Grenze abhängt, prägten wir hierfür den Begriff „Borderlinepatient". Da „Borderlinepatienten" mit den üblichen klinischen Methoden schwer zu identifizieren sind, versuchten wir anhand der Verletzungsschwere und weiterer Parameter, diese „herauszufiltern". Die Borderlinesituation scheint abhängig von der Verletzungsschwere und dem Muster der Verletzungen zu sein. Nach unserer klinischen Erfahrung haben diese Patienten oft eine Lungenkontusion sowie Verletzungen, die mit einem schweren hämorrhagischen Schock einhergehen (intraabdominelle Verletzungen, Beckenfrakturen) [190, 194]. Diese Verletzungen sind als Risikofaktoren der Entstehung posttraumatischer Komplikationen bekannt [48, 95, 120, 139].
  Aufgrund einer sich langsam entwickelnden, aber progredienten Natur des ARDS ist eine frühe Einschätzung des Verletzungsausmaßes und von dessen Folgen im mikrovaskulären Bereich kaum möglich. Um posttraumatische Komplikationen zu vermeiden, wäre es allerdings überaus notwendig, das bestehende Risiko bereits ini-

tial zu beurteilen, um zumindest ungefähr den folgenden mikrovaskulären Schaden abschätzen zu können.

Lungenkontusion
Das Vorhandensein einer pulmonalen Verletzung in Kombination mit anderen Verletzungen stellt einen wesentlichen prognostischen Faktor dar. Die Lungenkontusion bei schwerer Verletzung stellt den Kliniker vor 2 Probleme:

1. Eine frühe Diagnosestellung einer Lungenkontusion ist schwierig, da sowohl die Oxygenierungsstörung als auch das Thoraxröntgenbild nicht wesentlich verändert sind [175, 226, 262]. Diese Tatsache ist besonders gefährlich, da eine diagnostische Unklarheit zu einem Zeitpunkt besteht, zu dem die Indikationen für oftmals entscheidende therapeutische Interventionen gestellt werden. In diesem „diagnostischen Dilemma" sind auch thorakale Begleitverletzungen oft nicht hilfreich, da z.B. Frakturen aufgrund einer hohen Wandelastizität des Thorax häufig fehlen. Natürlich sind verschiedene Versuche unternommen worden, um eine möglichst frühe Diagnose der Lungenkontusion zu ermöglichen. Als vielversprechende Methode gilt z.Z. die Durchführung eines thorakalen CT, das eine relativ genaue Quantifizierung intrapulmonaler Blutansammlungen und des lokalen Ödems ermöglicht [269, 284]. Grundlegende Arbeiten von Obertacke [175] und Regel [224, 225] zeigten, daß eine frühe Bronchoskopie anhand des Nachweises bronchialer Schleimhautödeme, Verplumpung der Carina und Gewinnung proteinreicher Flüssigkeit im Rahmen einer bronchoalveolären Lavage (BAL) ein gutes Diagnostikum darstellt. Experimentell erwies sich in eigenen Untersuchungen eine BAL als recht gut geeignet zum Nachweis eines pulmonalen Permeabilitätsschadens [59, 192, 248].

2. Die Lungenkontusion bewirkt eine Potenzierung des Traumas mit der Gefahr einer erhöhten Letalität und Verlängerung der Intensivbehandlungsdauer bei überlebenden Patienten [214, 258]. Die zusätzliche Bedeutung besteht in der Eigenschaft der LK als Triggerfaktor des ARDS [6, 20, 77].

Die Problematik wird in der Abhandlung von Obertacke [175] in der Übersicht zur Pathogenese der LK zusammengefaßt:

> *Bei Vorliegen einer Mehrfachverletzung und besonders im hämorrhagischen Schock treffen zwei Schädigungen die Lunge: zum einen unmittelbar die Kontusion, die in einem Bezirk der Lunge zu einer intraparenchymatösen Hämorrhagie führt, sekundär aufgrund der Permeabilitätsschäden von einem perifokalen proteinreichen Ödem umgeben wird; zum zweiten die systemischen inflammatorischen Reaktionen der Mehrfachverletzung.*

Additive Effekte von pulmonalen und nicht pulmonalen Verletzungen wurden in vergangenen Studien häufig dargestellt. Eine vorhandene Lungenkontusion erhöhte in diesen Untersuchungen drastisch die Mortalität (Kap. 1.1.3 und 4.5). Die Funktionsstörung ist direkt abhängig von der direkten Gewalteinwirkung auf die Lunge [282]. Diese Beobachtungen wurden tierexperimentell verifiziert. Lau u. Viano [136] zeigten, daß ein Trauma mit niedriger Energie hauptsächlich bronchiale Schäden und ein energiereiches Trauma hauptsächlich alveoläre Schäden verursachen. In weiteren experimentellen Untersuchungen konnte gezeigt werden, daß die Lungenfunktionsstörung sich nicht frühzeitig vorhersagen läßt [77]. Ähnlich dem generellen Fortschreiten des systemischen Kapillarschadens [196] nach schwerem Trauma und hämorrhagischem Schock

stellt die Lungenkontusion selbst auch einen dynamischen Prozeß dar. Die pulmonalen Veränderungen nach Lungenkontusion gleichen den inflammatorischen systemischen Prozessen nach schwerem Trauma und tragen mit zu deren Auswirkungen bei.
Eine Borderlinesituation ist klinisch schwer zu erfassen. Es stellt sich somit die Frage nach der Wertigkeit derzeit verfügbarer (routinemäßig durchführbarer) Parameter im Hinblick auf eine mögliche Prognose:

1. Die *initiale Blutgasanalyse* gibt keine Auskunft über den Grad der Lungenbeteiligung, da das pulmonale Ödem noch nicht entwickelt ist. An einer Serie von 43 Patienten wurden die Unterschiede zwischen Überlebenden und Verstorbenen anhand des PaO_2-FiO_2-Quotienten untersucht. Es fand sich zwar am 1. Tag nach Trauma ein signifikanter Gruppenunterschied, nicht jedoch zum Zeitpunkt der Aufnahme [25]. In einer retrospektiven Studie an 144 Patienten konnte ebenfalls kein statistischer Unterschied des PaO_2-FiO_2-Quotienten zwischen Aufnahmezeitpunkt und dem Zeitpunkt vor Entlassung von der Intensivstation festgestellt werden [218]. Der Quotient erscheint daher nicht im Rahmen der Initialversorgung zur Abschätzung der Operabilität geeignet.

2. Die *initiale Thoraxröntgenaufnahme* stellt das Ausmaß der LK nicht dar, d.h., trotz schwerer intrapulmonaler struktureller Schäden sind keine Verschattungen im Übersichtsbild nachzuweisen. Tierexperimentell zeigten Erikson et al. [67], daß nur ca. $1/3$ der LK auf Röntgenaufnahmen dargestellt werden. Obertacke bestätigte dies anhand klinischer Untersuchungen und hält ebenfalls die Röntgenaufnahme zur Beurteilung der thorakalen Verletzungsschwere nicht für ausreichend [176].

3. Einige Autoren empfahlen daher generell die Durchführung eines *initialen thorakalen CT* bei Polytrauma. Tatsächlich ist eine Kontusion mit Hilfe des CT differenzierter nachweisbar und auch quantifizierbar [241]. Allerdings kann die routinemäßige Durchführung eines CT die Zeitdauer bis zur lebensrettenden Sofortoperation verzögern. Zusätzlich zu diesen praktischen Überlegungen wird der immense Kostenaufwand durch eine CT-Untersuchung in Zukunft mehr an Bedeutung gewinnen, so daß sie als Standardverfahren in Zweifel zu ziehen ist.

4. Durch die Bestimmung des *extravaskulären Lungenwassers (EVLW)* kann der Grad des interstitiellen Ödems der Lunge quantifiziert werden. Die Durchführung der Untersuchung wäre zwar im klinischen Alltag praktikabel, allerdings ist die Permeabilitätsstörung früh nach Trauma nicht adäquat nachweisbar, um einen prognostischen Anhaltspunkt darstellen zu können. In einer multizentrischen Studie waren Patienten mit und ohne ARDS erst ab dem 4. Tag nach Trauma anhand des EVLW differenzierbar [264].

5. Mit der *Bronchoskopie* und Durchführung einer *BAL* scheint ein Verfahren vorzuliegen, das eine Differenzierung durch Veränderungen des Bronchialepithels vor den Veränderungen auf dem Thoraxröntgenbild ermöglicht [176, 224]. Mikrovaskuläre Veränderungen zum Zeitpunkt der Aufnahme können durch die BAL dokumentiert werden und spiegeln auch akute Änderungen bei OSMN wider [176].

6. Ein weiterer wichtiger und prädiktiver Wert ist der *pulmonalarterielle Druck*, der ebenfalls in der Notaufnahme gemessen werden kann. In einer Untersuchung an polytraumatisierten Patienten mit hohem Risiko zur ARDS-Entwicklung (n=50, Letalität = 44%) war ein pulmonalarterieller Druck von 24 mm Hg oder größer (gemessen in den ersten 2 h nach Aufnahme) prädiktiv für das Versterben der Patienten [263].

7 Strategie der Versorgung polytraumatisierter Patienten

Auf diesen Untersuchungen aufbauend halten wir eine schrittweise erfolgende, routinemäßig durchführbare Evaluierung Polytraumatisierter für sinnvoll. Sobald Unklarheit über das Vorhandensein oder den Schweregrad einer Lungenverletzung besteht, sollte ein pulmonalarterieller Katheter gelegt und ein kontinuierliches Monitoring des pulmonalarteriellen Drucks durchgeführt werden. Dies kann auch während der initialen operativen Versorgung beibehalten werden, um Auswirkungen im Rahmen der Stabilisierung des Femurs zu messen. Dieses methodische Vorgehen hat einen weiteren Vorteil: Durch pulmonale Vasokonstriktion und/oder Obstruktion bei Polytrauma werden auch initial falsch-hohe zentralvenöse Drücke gemessen, dies erschwert die Steuerung der Volumentherapie. Eine adäquate Volumentherapie ist jedoch problemlos anhand des PCWP mittels pulmonalarteriellen Katheters durchführbar, so daß in diesem Fall die Indikation für einen pulmonalarteriellen Katheter großzügig gestellt werden sollte.

Die Beobachtung des bronchialen Epithels mit Hilfe der Bronchoskopie stellt ebenfalls ein wertvolles Verfahren zum Monitoring dar. Möglicherweise ist jedoch die Bestimmung der Albuminkonzentrationen in Lavage und Plasma nicht überall sofort durchführbar. Sie sollte jedoch bei Vorhandensein einer entsprechenden Logistik zur Sicherung der Diagnose ebenfalls durchgeführt werden.

Aus retrospektiven Untersuchungen wenden wir folgende Kriterien für das Vorhandensein einer „Borderlinesituation" an [203a]:

- Verletzungsschwere: PTS Gruppe 4 oder ISS $\geq$ 40
- Verletzungsverteilung: Polytrauma mit Thoraxtrauma (PTS Thorax > 7, AISTh > 2)
  Polytrauma mit Bauch- bzw. Beckentrauma und hämorrhagischem Schock
- Klinische Parameter: Thrombozyten initial < 95.000
  Plusbilanz > 5 l
  Serumkreatinin > 129 µM

Inwieweit andere Aufbohrverfahren hier ihren Platz haben könnten, ist anhand der z. Z. vorhandenen Daten noch nicht genau einschätzbar.

Die Verfahrenswahl der primären Stabilisierung des Femurs bei Patienten mit *nachgewiesenem schwerem Thoraxtrauma* stellt nach wie vor ein Problem dar. Da anhand der klinischen Studie nur Patienten ohne Thoraxtrauma untersucht wurden, kann zum jetzigen Zeitpunkt eine Aussage in bezug auf die Indikation des unaufgebohrten Femurnagels im Hinblick auf diese Patientengruppe nicht getroffen werden. Trotz der hier günstigen Ergebnisse könnten bei diesen kritischen Patienten auch durch eine unaufgebohrte Marknagelung Mechanismen in Gang gesetzt werden, die (bisher nicht meßbare) negative pulmonale oder systemische Auswirkungen haben. Bis zu dem sicheren Nachweis, daß negative Einflüsse – sei es durch das allgemeine Operationstrauma – nicht auftreten, erscheint die Indikationsstellung für den AO-UFN bei diesen Patienten nicht ohne weiteres gerechtfertigt [203c].

Eine primäre Stabilisation des Röhrenknochens ist unabdingbar. Sicher ist, daß die Vermeidung der intramedullären Verfahrenswahl und eine Minimierung des allgemeinen Operationstraumas durch eine temporäre Stabilisation mittels Fixateur externe erreicht wird. Bei Borderlinepatienten mit zusätzlichem schwerem Thoraxtrauma sollte diesem Verfahren aufgrund des heutigen Wissensstandes der Vorzug gegeben werden. Alternativ kann auch bis zur Stabilisation der Lungenfunktion im

Operationssaal ein Distraktor angelegt werden, der auf der Intensivstation bis zur endgültigen operativen Versorgung belassen wird.

Die Verwendung eines Stufenplans zur Evaluierung des Patienten und zur Differenzierung des operativen Vorgehens erscheint ebenfalls sinnvoll. Trentz et al. richten sich nach der allgemeinen Verletzungsschwere nach ISS und empfehlen, über einem Punktwert von 40 von der intramedullären Versorgung des Femurs abzusehen [274]. In der deutschsprachigen aktuellen Literatur wird diese Ansicht bei Vorhandensein eines Thoraxtraumas ebenfalls geteilt [164a]. Im eigenen Vorgehen findet der folgende Therapieplan Verwendung:

Abgestuftes Behandlungskonzept für Patienten mit Polytrauma und Femurfraktur

Therapiegruppe		Behandlungskonzept
I	Patienten mit isolierter Oberschenkelschaftfraktur Polytrauma ohne Thoraxtrauma (AIS^{Th} <2 Punkte)	Unaufgebohrte Femurnagelung (UFN)
II	Polytrauma mit Thoraxtrauma (AIS^{Th} 2–4 Punkte) Polytrauma: Borderlinepatient	UFN mit intraoperativem Monitoring (Swan-Ganz-Katheter)
III	Polytrauma mit schwerem Thoraxtrauma (AIS^{Th} >4 Punkte) Polytrauma in kritischem Zustand	Fixateur externe (AO-Distraktor)

Eine genauere Differenzierung könnte mittels einer Einteilung erreicht werden, die auch verschiedene Schweregrade des Thoraxtraumas in Verbindung mit der Verletzungsschwere kategorisiert. Bisher ist ein solch differenziertes Scoringsystem nicht entwickelt. Für die Zukunft ist zu hoffen, daß durch schrittweise Evaluierung des klinischen Status, die Erkennung von Borderlinepatienten und insbesondere die situationsgerechte Auswahl der operativen Therapie eine Reduktion posttraumatischer Komplikationen erreicht und die Versorgung polytraumatisierter Patienten weiter verbessert werden kann.

8 Zusammenfassung

Die Frakturversorgung langer Röhrenknochen und insbesondere des Femurschafts bei polytraumatisierten Patienten wird kontrovers diskutiert. Prinzipiell ist aufgrund verschiedener Gesichtspunkte die frühe operative Behandlung anzustreben. Verschiedene Autoren favorisieren die OSMN, welche im Vergleich zur Plattenosteosynthese günstigere biomechanische Eigenschaften hat, ein geringeres Weichteiltrauma darstellt und postoperativ eine rasche Vollbelastung erlaubt. Allerdings sind während des letzten Jahrzehnts Berichte bekannt geworden, nach denen sich überzufällig häufig ein therapieresistentes Lungenversagen in Verbindung mit einer primär (< 24 h nach Trauma) bei Polytrauma durchgeführten OSMN entwickelte. Anhand der vorliegenden retrospektiven, experimentellen und klinischen Studien wurde untersucht, ob ein Zusammenhang zwischen Zeitpunkt und Art der Versorgung einer Femurfraktur und der Entwicklung eines ARDS besteht und inwieweit der Verletzungsschweregrad und die Verletzungsverteilung eine Rolle spielen.

In der retrospektiven Studie wurde anhand eines eng definierten Patientenkollektivs unserer Klinik der Einfluß einer Marknagelung mit Markraumbohrung auf die Lungenfunktion untersucht. Es wurde eine Unterscheidung in Patientengruppen mit und ohne zusätzliche LK getroffen, zusätzlich wurden Untergruppen hinsichtlich des Versorgungszeitpunktes (primär oder sekundär) differenziert. Es zeigte sich eine deutlich erhöhte ARDS-Inzidenz bei primärer OSMN, wenn eine LK vorhanden war. Wurde bei bestehender LK eine Marknagelung verzögert durchgeführt, so war keine erhöhte ARDS-Inzidenz vorhanden. Aufgrund dieser Ergebnisse erscheint die Indikation für eine primäre OSMN mit Markraumbohrung bei vorhandenem Thoraxtrauma nicht vertretbar bzw. sollte überdacht werden.

In der tierexperimentellen Studie wurde die klinische Situation nachgestellt. Eine OSMN mit Markraumbohrung führte nur dann zu einer pulmonalen Permeabilitätsschädigung, wenn eine experimentelle LK, im Experiment zusätzlich mit hämorrhagischem Schock (2 h, mittlerer arterieller Blutdruck 50 mm Hg), durchgeführt worden war. Neben der bekannten Einschwemmung von Knochenmarkfett in die Lunge wurde eine Aktivierung des zellulären Immunsystems und Mediatorfreisetzung als bedeutsamer pathogenetischer Mechanismus der Lungenfunktionsstörung nachgewiesen. Des weiteren sollte untersucht werden, welche Faktoren im Rahmen der OSMN für die pulmonale Verschlechterung verantwortlich waren. Bei Gruppen mit bestehendem Schock und LK wurde deshalb die Markraumbohrung mit verschiedenen Bohrersystemen durchgeführt. Eine Reduktion der pulmonalen Belastung (geringerer pulmonalarterieller Druckanstieg, kein Permeabilitätsschaden) bei bestimmten Bohrersystemen ließ sich nachweisen. Der Bohrkopfform kommt den Ergebnissen zufolge eine wesentliche Bedeutung zu. Insgesamt war somit die Markraumbohrung – nicht das Einführen des Marknagels – als wesentlicher Schädigungsmechanismus nachgewiesen. Weitere Untersuchungen in demselben Tiermodell zeigten, daß trotz vorhandener Vorschädigung (hämorrhagischer Schock und LK) bei einer Marknagelung ohne Markraumbohrung mit einem dünnen, soliden Marknagel keine pulmonale Schädigung nachweisbar war. Da dieser solide Marknagel seit kurzem auch für den klinischen Gebrauch zugelassen ist, lag es nahe, seine Auswirkungen auf die Lungenfunktion zu untersuchen. Aufgrund der Ergebnisse der retrospektiven Studie wurden Patienten mit einem hohen Risiko einer Verschlechterung der Lungenfunktion (zusätzliche LK) von der Untersuchung ausgeschlossen. Die klinische Studie bestätigte die tierexperimentell gefundenen Daten und zeigte eine deutlich geringere pulmonale Belastung bei Patienten mit unaufgebohrter OSMN. Die Schlußfolgerungen aus den vorliegenden Ergebnissen (und Antworten auf die eingangs gestellten Fragen) sind:

1. Eine primär (< 24 h nach Trauma) durchgeführte Markraumbohrung und OSMN stellt ein potentielles Risiko bezüglich der Entwicklung pulmonaler Komplikationen (ARDS) dar.
2. und 3. Die möglichen negativen Auswirkungen einer Markraumbohrung und OSMN werden insbesondere bei Vorliegen einer zusätzlichen pulmonalen Belastung (z. B. LK) klinisch manifest. Die Störungen der pulmonalen Hämodynamik und Permeabilität nach Markraumbohrung sowie ein additiver Effekt durch vorheriges Trauma sind tierexperimentell eindeutig nachvollziehbar.
4. Die für die pulmonalen Störungen verantwortlichen Mechanismen bestehen in einer Einschwemmung von Knochenmarkfett, das zu einer Aktivierung zellulärer und humoraler Mechanismen führt, deren besondere Bedeutung für eine ARDS-Entwicklung bekannt ist.
5. Eine Reduktion der pulmonalen Belastung kann durch Wahl eines adäquaten Aufbohrsystems erreicht werden. Tierexperimentell und auch klinisch ist des weiteren eine Reduktion der Lungenfunktionsstörung durch Auswahl eines unaufgebohrten Marknagelverfahrens nachweisbar.
6. Die Durchführung eines Marknagelverfahrens ohne Markraumbohrung ist anhand der vorliegenden Ergebnisse als günstig im Hinblick auf die pulmonale Gefährdung anzusehen. Dieser Effekt stellt einen möglicherweise bedeutsamen Vorteil der unaufgebohrten Verfahrenswahl insbesondere für den schwerstverletzten Patienten dar.
7. Anhand der hier vorgestellten Daten wurde ein abgestuftes Behandlungskonzept für Patienten mit Polytrauma und Femurfraktur entwickelt [203a].

9 Literatur

1. Adams JH, Graham DL, Mills E, Sprunt TG (1972) Fat embolism and cerebral infarction after use methylmethacrylic cement. Br Med J 3: 740-741
2. Alexander JP, Barron DW (1979) Biochemical disturbances associated with total hip replacement. Bone Joint Surg (B.) 61: 101-106
3. Am Coll Surg (1980) Hospital trauma index. Bull Am Coll Surg, AppE 65: 32-33
4. Andreasson S, Smith L, Aasen AO, Ove K, Risberg B (1985) Proteolytic and lysosomal enzymes in acute trauma induced lung injury in sheep. Acta Chir Scand 155: 1-6
5. Apanasenko BG (1968) Über den Mechanismus der Entwicklung, Diagnostik, Prophylaxe und Behandlung der traumatischen Fettembolie. Orthop travmat protez, Moskau Charkow 29/9: 22-27
6. Ashbaugh DG, Bigelow DB, Petty TL, Levine BE (1967) Acute respiratory distress in adults. Lancet 33: 319-323
7. Baker PL, Kuenzig MC, Peltier LF (1969) Experimental fat embolism in dogs. J Trauma 9: 577-584
8. Baker PL, Kruenzig M, Peltier LF (1971) Pulmonary lymph in experimental fat embolism. Surgery 69: 686-691
9. Baker SP, O'Neill B, Haddon W (1974) The injury severity score: A method for describing patients with multiple injuries and evaluating emergency care. J Trauma 14: 187
10. Balk RA, Jacobs RF, Tryka RF, Townsend JW, Walls RC, Bone RC (1988) Effects of ibuprofene on neutrophile function and acute lung injury in canine shock. Crit Care Med 16: 121
11. Baltensweiler J (1977) Klinik und Prophylaxe. In: Wehner W (Hrsg.) Fettemboliesyndrom. Huber Bern Stuttgart Wien
12. Barie PS, Minnear FL, Malik AB (1981) Increase of pulmonary vascular permeability after bone marrow injection in sheep. Am Rev Respir Dis 123: 648-653
13. Baue AE (975) Multiple, progressive or sequential systems failure: a syndrome of the 1970's. Surgery 110: 779-781
14. Beck JP, Colins JA (1973) Theoretical and clinical aspects of posttraumatic fat embolism syndrome. AAOS Instructional Course Lect 22:38
15. Beeson A, Saegesser F (1983) Color atlas of chest trauma and associated injuries. In: Beeson A (ed) Medical Economics Books. Oradell, New York
16. Behrman SW, Fabian TC, Kudsk KA, Taylor JC (1990) Improved outcome with femur fractures: early versus delayed fixation. J Trauma 30/7: 792-798
17. Benedict CR, Grahame-Smith DG (1978) Plasma noradrenaline and adrenaline concentrations and dopamine-β-hydroxylase activity in patients with shock duento septicaemie, trauma and haemorrhage. Q J Med 185: 1-20
18. Bergmann E (1873): Ein Fall tödlicher Fettembolie. Berl Klin Wochenschr 33: 385-387
19. Bergmann W (1910) Die traumatische Entstehung der Fettembolie. Berl Klin Wochenschr 47: 1112-1115
20. Bernard GR, Brigham KL (1985) The adult respiratory distress syndrome. Ann Rev Med 36: 195
21. Birke G, Duner H, Liljedahl S-O, Pernow B, Planten L-O, Troell L (1957) Histamine, catecholamines and adreno-cortical steriods in burns. Acta Chir Scand 114: 87
22. Bisla RS, Inglis AE, Lewis RJ (1974) Fat embolism following bilateral total knee replacement with the guepar prosthesis. A case report. Clin Orthop 102: 195-198
23. Blair E, Topuzlu C, Davis JC (1971) Delayed or missed diagnosis in blunt chest trauma. J Trauma 11: 129-145
24. Bone LB, Johnson KD, Weigert J, Scheinberg R (1989) Early versus delayed stabilization of fractures. A prospective randomized study. J Bone Joint Surg (Am) 71/3: 336-340

25. Bone LB, McNamara K, Shine B, Border J (1994) Mortality in multiple trauma patients with fractures. J Trauma 37/2: 262–266
26. Bone LB, Babikian G, Stegemann PM (1995) Femoral canal reaming in the polytrauma patient with chest injury. Clin Orthop Relat Res 318: 91–94
27. Bone RC, Maunder R, Slotman G, Silverman H, Hyers TM, Kerstein MD, Ursprung JJ (1989) An early test of survival in patients with the adult respiratory distress syndrome. Chest 96: 849–851
28. Böstmann O, Varjonen L, Vainionpää S, Majola A, Rokkanen P (1989) Incidence of local complications after intramedullary nailing and after blade plate fixation of femoral shaft fractures. J Trauma 29: 639–645
29. Border JR (1988) Sepsis, multiple systems organ failure and the macrophage. Arch Surg 123: 285–286
30. Bradford DS, Foster RR, Nossel HL (1970) Coagulation alterations, hypoxemia, and fat embolism in fracture patients. J Trauma 10: 307–321
31. Brigham KL, Owen PJ (1975) Increased sheep lung vascular permeability caused by histamine. Circ Res 37: 647–657
32. Brigham KL, Bower RE, Hayes J (1979) Increased sheep lung vascular permeability caused by E. Coli Endotoxin. Circ Res 45: 292–297
33. Brittain GJC, Ryan DJ (1972) Hypotension and methylmethacrylate cement. Br Med J 3: 667
34. Brookes M (1964) The blood supply of bone. Butterworths, London, pp 91–125
35. Bross W, Bader O, Bross T, Kozuszek W (1963) Prophylaxe und Behandlung der Fettembolie. Zentralbl Chir 40: 116–119
36. Brumback RJ, Uwagie-Ero S, Lakatos RP, Poka A, Bathon GH, Burgess AR (1988) Intramedullary nailing of femoral shaft fractures. Part II: Fracture healing with static interlocking fixation. J Bone Joint Surg (Am) 70: 1441–1462
37. Burhop K, Selig W, Beeler D (1987) Effect of Heparin on increased pulmonary microvascular permeability after bone marrow embolism in awake sheep. Am Rev Resp Dis 136: 134–141
38. Byrick RJ, Forbes, Denice, Waddell JP (1986) A monitored cardiovascular collaps during cemented total knee replacement. Anesthesiology 65: 213–216
39. Carr JL, Johnson CM (1935) Embolism following instrumentation and injection of oil into the urinary bladder. JAMA 104: 1973
40. Cerra F (1987) Hypermetabolism, organ failure and metabolic support. Surgery 101: 1–13
41. Charash WE, Fabian TC, Croce MA (1994) Delayed surgical fixation of femur fractures is a risk factor for pulmonary failure independent of thoracic trauma. J Trauma 37/4: 667–672
42. Charnley J (1970) Acrylic cement in orthopaedic surgery. E & S Livingstone, Edinburgh London
43. Clowes GHA, Suschneid W, Dragacevic S (1968) The nonspecific pulmonary inflammatory reactions leading to respiratory failure after shock, gangrene and sepsis. J Trauma 8: 899–914
44. Cohen CA, Smith TC (1971) The intraoperative hazard of acrylic bone cement. Anesthesiology 35: 547–549
45. Collard M (1973) Pulmonale Reaktionen nach Embolisierungen. In: Wehner G (Hrsg.) Witzstrock, Brüssel Baden-Baden
46. Copes WS, Champion HR, Sacco WJ (1988) The injury severity score revisited. J Trauma 28: 69
47. Cuthbertson EM, Siris E, Gilfillan RS (1965) The femoral diaphyseal medullary venous system as a venous collateral channel in the dog. J Bone Joint Surg (Am) 47: 965–974
48. Dalal SA, Burgess AR, Siegel JH et al. (1989) Pelvic fracture in multiple trauma: classification by mechanism is key to pattern of organ injury, resuscitative requirements, and outcome. J Trauma 29: 981–1002
49. Danckwardt-Liljestrom G (1969) Reaming of the medullary canal and its effect on diaphyseal bone. Acta Orthop Scand Suppl 128
50. Deitch EA, Berg RD (1987) Endotoxin but not malnutrition promotes bacterial translocation of the gut flora in burned mice. J Trauma 27/2: 161–166
51. Demling RH, Proctor R, Grossman J (1981) Lung injury and lung lysosomal enzyme release during endotoxemia. J Surg Res 30: 135–141
52. Demling RH, Wong C, Fox R, Hechtman H, Huval W (1985) Relationship of increased lung serotonin levels to Endotoxin-induced pulmonary hypertension in sheep. Am Rev Respir Dis 132: 1257
53. Demling RH, LaLonde C, Goad MEP (1989) Effect of ibuprofen on the pulmonary and systemic response to repeated doses of endotoxin. Surgery 105: 421–424
54. Derks CM, Jacobovitz-Derks D (1977) Embolic pneumopathy induced by oleic acid. Am J Pathol 87: 143–151
55. Doerschuk CM, Allard MF, Hogg JC (1985) Neutrophil kinetics in rabbits during infusion of zymosan activated plasma. J Appl Physiol 6711: 88–95
56. Drinken H, Goel VK, Panjabi MM (1981) Acute in vivo toxity of methylmethacrylate pressurization in the dog femur. Trans Orthop Res Soc 6: 131

57. Dunn JS (1920) The effects of multiple embolism of pulmonary arterioles. Q J Med 13: 129
57a. Duwelius PJ, Mullins R, Woll S et al. (1995) The effects of femoral intramedullary reaming on pulmonary function in a sheep model. Orthop Trauma Assoc (Abstract)
58. Dwenger A, Schweitzer G (1988) Lipopolysaccharide dependent enhancement of adherence mediated respiratory burst stimulation of PMNL. J Biolum Chemilum 2: 35–38
59. Dwenger A, Schweitzer G, Regel G (1986) Bronchoalveolar lavage fluid and plasma proteins. Chemiluminescence response and protein contents of polymorphonuclear leukocytes from blood and lavage fluid in traumatized patients. J Clin Chem Clin Biochem 24: 73–88
60. Dwenger A, Schweitzer G, Regel G, Funk M, Sturm JA, Tscherne H (1988) Supression of the neutrophil chemiluminescence response in blood of multiply traumatized patients. Fresenius Z Anal Chem 330: 441–444
61. Dwenger A, Regel G, Ellendorf B, Schweitzer G, Sturm JA, Tscherne H (1990) Alveolar cell pattern and chemiluminescence response of blood neutrophils and alveolar macrophages in sheep after endotoxin injection. J Clin Chem Clin Biochem 28: 163–168
62. Ecke H, Faupel L, Quoika P (1985) Gedanken zum Zeitpunkt der Operation bei Frakturen des Oberschenkelknochens. Unfallchirurgie 11: 89–93
63. Écoiffer J, Prot D, Griffie R, Carach D (1937) Étude du reseau veineux dans le os longs du lapin. Rev Chir Orthop 43: 20–37
64. Eftekhar N (1971) Low-function arthroplasty. Indications, contraindications and complications. J Am Med Assoc 218: 705
65. Eggert A, Huland H, Ruhnke J, Seidel H (1974) Der Übertritt von Methylmethacrylat-Monomer in die Blutbahn des Menschen nach Hüftgelenksoperationen. Chirurg 45: 236
66. Eitenmüller J, Eisen E, Reichmann W (1978) Temperaturbedingte Veränderungen und Reaktionen des Knochens beim Anlegen von Bohrlöchern zur Durchführung von Osteosynthesen. J Wissensch Tech 7: 4
67. Erikson DR, Shinozaki T, Beekmann E (1971) Relationship of arterial blood gases and pulmonary radiographs to the degree of pulmonary damage in experimental pulmonary contusion. J Trauma 11: 689–696
67a. Fahkry SM, Rutledge R, Dahners LE, Kessler D (1994) Incidence, management and outcome of femoral shaft fractures: a state wide population based analysis of 2805 adult patients in a rural state. J Trauma 37/2: 255–261
68. Fahmy NR, Chandler HP, Danylchuk K, Matta EB, Sunder N, Siliski JM (1990) Blood-gas and circulatory changes during total knee replacement. J Bone Joint Surg (Am) 72: 19–26
69. Faist E, Baue AE, Dittmer H, Herberger G (1983) Multiple organ failure in polytrauma patients. J Trauma 23: 775–785
70. Fonte DA, Hausberger FX (1971) Pulmonary free fatty acids in experimental fat embolism. J Trauma 11: 668
71. Fonte DD (1968) Free fatty acid content and histopathology of lungs after experimental fat embolism. Thesis: Dept of Anatomy, The Jefferson Medical College of Philadelphia
72. Franksson C, Gemzell CA, Euler US, von (1954) Cortial and medullary adrenal activity in surgery and allied conditions. J Clin Endocrinol 14: 608–614
73. Fritzsche E (1910) Experimentelle Untersuchungen zur Frage der Fettembolie mit spezieller Berücksichtigung prophylaktischer und therapeutischer Vorschläge. Deutsch Z Chir 107: 456–476
74. Frost PM (1973) Systemic effects of acrylic cement. In: Chapchal G (ed) Arthroplasty of the hip. Thieme, Stuttgart
75. Fry DE, Pearlstein L, Fulton RL (1980) Multiple system organ failure: The role of uncontrolled infection. Arch Surg 115: 136–140
76. Fuchsig P (1971) Die Fettembolie – ein Epiphänomen des traumatischen Schocks. Dtsch Med Wochenschr 29: 1210–1213
77. Fulton RL, Peter ET, Wilson JN (1970) The pathophysiology and treatment of pulmonary contusion. J Trauma 10: 719–730
78. Gajzago E (1931) Ein im Anschluss an Hysterographie durch Ölembolie verursachter Todesfall. Zentralbl Gynäkol 55: 543–549
79. Gauss H (1924) The pathology of fat embolism. Arch Surg 9: 593–598
80. Gehr P, Bachofen M, Weibel ER (1978) The normal human lung: Ultrastructure and morphometric estimation of diffusion capacity. Respir Physiol 32: 121–129
81. Gibbon JH, Churchill ED (1936) The physiology of massive pulmonary embolism. Ann Surg 104: 811–815
82. Giertz H, Flohe L (1987) Mediatoren der Entzündung und Allergie. In: Forth W, Henschler D, Rummel W (Hrsg) Allgemeine Pharmakologie und Toxikologie, 5. Aufl. BJ Wissenschaftsverlag, Mannheim
83. Goris RJA, Gimbrere JSF, Niekerk JLM van, Schoots FJ, Booy LHD (1982) Early Osteosynthesis and prophylactic mechanical ventilation in the multitrauma patient. J Trauma 22: 895–903

84. Goris RJA, Boeckhorst WKF, Nuytinck KS (1985) Multiple organ failure: generalized autodestructive inflammation. Arch Surg 120: 1109–1115
85. Gossling HR, Pellegrini VD (1982) Fat embolism syndrome – a rewiev of the pathophysiology and physiological basis of treatment. Clin Ortop Relat Res 165: 68–82
86. Green HN, Stoner HB (1950) Actions of Prostaglandins. In: Karim SM (ed) Biological of the Adenine Nucleotides. Lewis, London
87. Halasz NA, Marasco JP (1957) An experimental study of fat embolism. Surgery 41: 921–929
88. Hall GE, Ettinger GH: An experimental study of pulmonary embolism. Can Med Assoc J 28: 357–341
89. Hansen ST, Winquist RA (1979) Closed intramedullary nailing of the femur. Clin Orthop Relat Res 138: 56–61
90. Hausberger FX, Whitenack SH (1972) Effect of pressure on intravasation of fat from the bone marrow cavity. Surg Gynecol Obstet 134: 931–936
91. Havel RJ: The autonomic nervous system and intermediary carbohydrate and fat metabolism. Anesthesiology 29: 702–713
92. Heffermann AGA (1963) The fatty acid composition of human depot fat. Clin Sci 25: 423–429
93. Heim D (1993) Intramedullary pressure in reamed and unreamed nailing procedures of the femur and tibia. Injury 24/3: 56–63
93a. Heim D, Regazzoni P, Tsarikis DA, Aebi D, Schlegel U, Marbet GA, Perren SM (1995) Intramedullary nailing and pulmonary embolism: Does unreamed nailing prevent embolization? An in vivo study in rabbits. J Trauma 38: 899–906
94. Heinrich H, Kremer P, Winter H, Wörsdorfer O, Ahnefeld FW (1985) Transoesophageale zweidimensionale Echokardiographie bei Hüftendoprothesen. Anaesthesist 34: 118–123
95. Henao FJ, Daes JE, Dennis RJ (1991) Risc factors for multiorgan failure: a case-control study. J Trauma 31: 74–80
96. Henry SL, Adcock RA, von Frauenhofer JA, Seligson D (1987) Heat of intramedullary reaming. South Med J 80: 2–11
97. Hertz H, Kröpfl A, Primavesi Ch, Titze W, Stipicic N (1993) Was kostet ein überlebender polytraumatisierter Patient? Acta Chir Austr 101: 109–110
98. Hofmann AA, Wyatt RWB, Gilbertson AA, Dekoss L, Miller J (1987) The effect of air embolization from the femoral canal on hemodynamic parameters during hip arthroplasty. Clin Orthop Relat Res 218: 290–296
99. Holland CJ, Kim KC, Malik MI, Ritter MA (1973) A histologic and hemodynamic study of the toxic effects of monomeric methyl methacrylate. Clin Orthop Relat Res 90: 262–269
100. Hopf T, Gleitz M, Hess T: Intramedulläre Drücke im Femur bei Aufbohrung und Nagelung mit modernen Kompressions-Verriegelungsnägeln – Gefahr der Fettembolie? Unfallchirurg 97: 458–461
101. Horovitz JH, Carrico CJ, Shires T (1974) Pulmonary response to major injury. Arch Surg 108: 349–355
102. Hughes SPF, Reichert ILH, McCarthy ID (1993) Biological effects of intramedullary reaming. J Bone Joint Surg (Br) 75/6: 845–847
103. Hume M, Sevitt S, Thomas DP (1970) Physiological studies on pulmonary embolism. Venous thrombosis and pulmonary embolism. University Press, Harvard, pp 252–278
104. Hupe K, Blazyzcek U, Gent HJ, Kunz G, Roth B, Schwarte B (1971) Klinische und tierexperimentelle Untersuchungen zur Therapie der Fettembolie. Bruns Beitr Klin Chir 219: 1–5
105. Jäättelä A (1972) Effect of traumatic shock on plasma catecholamine levels in man. Ann Clin Res 4: 204–212
106. Jäättelä A, Alho A, Avikainen V et al. (1975) Plasma catecholamines in severely injured patients: a prospective study on 45 patients with multiple injuries. Br J Surg 62: 177–181
107. Jacks ML, Ashcraft W, Reed WA (1964) Alterations in plasma free fatty acids during extracorporeal circulation. Surg Forum 15: 279–281
108. Jacobovitz-Derks D, Derks CM (1979) Pulmonary neutral fat embolism in dogs. Am J Pathol 95: 29–37
109. Jacobs RR, Wheeler EJ, Jelenko C, McDonald TF, Bliven FE (1973) Fat embolism: a microscopic and ultrastructure evaluation of two animal models. J Trauma 13: 980–993
109a. Jain R, Turchin DC, Anderson G, Schemitsch E, Podworny N, Byrick N, Richards RR (1995) The effect of timing and method of fracture fixation on pulmonary dysfunction in a canine model of fat embolism. Orthop Trauma Assoc (Abstract)
110. Johansen I, Benumof JL (1979) Methylmethacrylate: A myocardial depressant and peripheral dilator. Anesthesiology 51: 77
111. Johnson JA, Cogbill TH, Winga ER (1986) Determinants of outcome after pulmonary contusion. J Trauma 26: 695–697

9 Literatur

112. Johnson KD, Cadambi A, Seibert GB (1985) Incidence of adult respiratory distress syndrome in patients with multiple musculoskeletal injuries: effect of early operative stabilization of fractures. J Trauma 25: 375–384
113. Johnson SR, Svanborg A (1956) Investigations with regard to the pathogenesis of so-called fat embolism. Ann Surg 144: 145–151
114. Jones JG, Minty BD, Beeley JM, Royston D, Crow J, Grossman RF (1982) Pulmonary epithelial permeability is immediately increased after embolisation with oleic acid but not with neutral fat. Thorax 37: 169–174
115. Kallos T, Enis JE, Gollan F, Davis JH (1974) Intramedullary pressure and pulmonary embolism of femoral medullary contents in dogs during insertion of bone cement and a Prosthesis. J Bone Joint Surg (Am) 56: 1363–1367
116. Kelly PJ (1968) Anatomy, physiology and pathology of the blood supply of bones. J Bone Joint Surg (Am) 50/4: 766–783
117. Kessler SB, Hallfeldt KKJ, Perren SM, Schweiberer L (1986) The effects of reaming and intramedullary nailing on fracture healing. Clin Orthop Relat Res 212: 18–25
118. Killian H (1931) Die traumatische Fettembolie. Dtsch Z Chir 231: 2954–2958
119. Kim KC, Ritter MA (1972) Hypotension associated with methylmethacrylate in total hip arthroplastics. Clin Orthop Relat Res 88: 154–159
120. Kivioja A (1989) Factors affecting the prognosis of multiply injured patients: an analysis of 1169 consecutive cases. Injury 20: 77–80
121. Klein MPM, Rahn BA, Frigg R, Kessler S, Perren SM (1990) Reaming versus non-reaming in medullary nailing: Interference with cortical circulation of the canine tibia. Arch Orthop Trauma Surg 109: 314–316
122. Knisely WH, Wallace JM, Mahaley MS, Satterwhite WM (1957) Evidence, including in vivo observations, suggesting mechanical blockage rather than reflex vasospasm as the cause of death in pulmonary embolization. Am Heart J 54/4: 483–497
123. Kox W, Schindler HG, Brug E: Biochemische und histologische Veränderungen nach Trauma und Schock – Tierexperimentelle Untersuchungen zur Pathogenese des akuten Lungenversagens und der sogenannten Fettembolie. Hefte Unfallheilk (im Druck) 138: 272–275
124. Krettek C (1991) Intramedulläre Stabilisierung am Femurschaft. Habilitationsschrift, Medizinische Hochschule Hannover
125. Krettek C, Schulte-Eistrup S, Schandelmaier P, Rudolf J, Tscherne H (1994) Osteosynthese von Femurschaftfrakturen mit dem unaufgebohrten AO-Femurnagel (UFN). Unfallchirurg 97: 549–567
126. Krettek C, Schandelmaier P, Becker T, Tscherne H (im Druck) Unaufgebohrte Femurnagelung mit dem UFN und aufgebohrte Nagelung mit dem AO-Universalnagel – eine vergleichende Analyse. Hefte Z Unfallchir
127. Kreuzfelder E, Obertacke U, Neumann B, Thraenhart O (1991) Adult Respiratory Distress syndrome as a manifestation of a general permeability defect. In: Sturm JA (ed) Adult Respiratory Distress Syndrome. Springer New York Tokyo Berlin Heidelberg, pp 257–264
128. Krönke E (1957) Zur Pathophysiologie der Fettembolie. Langenbecks Arch Klin Chir 287: 681–683
128a. Kröpfl A, Naglik H, Primavesi C, Hertz H (1995) Unreamed intramedullary nailing of femoral fractures. J Trauma 38: 717–726
129. Kröpfl A, Naglik H, Primavesi C, Hertz H (im Druck) Unaufgebohrte Oberschenkelmarknagelung – ein neues Behandlungskonzept. Hefte Unfallheilk
130. Küntscher G (1940) Die Marknagelung von Knochenbrüchen. Arch Klin Chir 200: 443–455
131. Küntscher G (1950) Die Marknagelung. Saenger, Berlin, S 77–95
132. Kutzner F (1972) Tierexperimentelle Untersuchungen zur akuten Toxizität der Wirkung auf die Atmung und der Restmonomerabgabe des Knochenzementes Palacos-R. Inauguraldissertation, Regensburg
133. Lamphier TA (1979) Fettembolus. MD State Med J 28/10: 44–47
134. Langer K (1876) Über die Gefäßversorgung von Röhrenknochen. In: Denkschriften der kaiserlichen Akademie der Wissenschaften. Aus der kaiserlich königlichen Hof- und Staatsdruckerei, Wien 36: 1–40
135. Lascelles A, Morris B (1961) Surgical techniques for the collection of lymph from unaesthetized sheep. Q J Exp Physiol 46: 199–205
136. Lau V-K, Viano DC (1981) Influence of impact velocity and chest compression on experimental pulmonary injury severity in rabbits. J Trauma 21: 1022–1028
137. Lehmann EP, Moore RM (1927) Fat embolism, including experimental production without trauma. Ann Surg 14: 621–662
138. Levy SE, Shapiro BJ, Simmons DH (1969) Pulmonary hemodynamics after autologous in vivo pulmonary thromboembolism. J Appl Physiol 27: 53–60

139. Lhowe DW, Hansen ST (1988) Immediate nailing of open fractures of the femoral shaft. J Bone Joint Surg (Am) 70: 812–819
140. Liljedahl SO, Westermark L (1967) Etiology and treatment of fat embolism. Acta Anaesth Scand 11: 177–194
141. Lillehei RC, Longerbeam JK, Bloch JH, Manax WG (1964) The modern treatment of shock based on physiologic principles. Clin Pharmacol Ther 5: 63–101
142. Lindsey HE, Wyllie JH (1970) Release of prostaglandins from embolized lungs. Br J Surg 57: 738–741
143. LoCicero J, Mattox KL (1989) Epidemiology of chest trauma. Surg Clin North Am 69: 15–19
144. Lund PK, Abadi DM, Mathies JC (1962) Lipid composition of normal human bone marrow as determined by column chromatography. J Lipid Res 3: 95–98
145. Macnab I (1974) The role of periosteal blood supply in the healing of fractures of the tibia. Clin Orthop Relat Res 105: 27–33
146. Magerl F, Tscherne H (1966) Zur Diagnose, Therapie und Prophylaxe der Fettembolie. Langenbecks Arch Klin Chir 314: 292–306
147. Manning JB, Bach AW, Herman CM, Carrico CJ (1983) Fat release after femur nailing in the dog. J Trauma 23: 322–326
148. Marshall R, Allison PR (1962) Pulmonary embolism by small blood clots. Thorax 17: 289
149. Maurer G, Asang E (1965) Trauma und Fettembolie. In: Jungbluth E (Hrsg) Chirurgie im Fortschritt. Enke, Stuttgart
150. McKay DG, Whitaker AN, Cruise V (1969) Studies of calecholamine shock. Am J Pathol 56: 177–200
151. McMenamy R, Birkhahn R, Oswald G et al. (1981) Multiple organ failure: 1. The basal state. J Trauma 21: 99–114
152. McNamara JJ, Molot M, Dunn R, Burran EL, Stremple JF (1972) Lipid metabolism after trauma (role in the pathogenesis of fat embolism). J Thor Cardiovasc Surg 63: 968–972
153. Meek RN, Woodruff B, Allardyce DB (1972) Source of fat macroglobules in fractures of the lower extremity. J Trauma 12: 432–434
154. Meier M (1987) Experimentelle Untersuchungen zur Pathophysiologie der pulmonalen Auswirkungen einer venösen Fettintravasion. Dissertation, Medizinische Hochschule Hannover, Unfallchirurgische Klinik
155. Miller WS (1893) The structure of the lung. J Morphol 8: 165–168
156. Modig J, Busch C, Olerud S, Saldeen T (1974) Pulmonary microembolism during intramedullary orthopaedic trauma. Acta Anaesth Scand 18: 133–143
157. Moncada S, Vane JR: Prostacyclin in the cardiovascular system. Adv Prostaglandin Thromboxane Res 6: 43–60
158. Moore FA, Moore EE, Pogetti R (1991) Gut bacterial translocation via the portal vein: a clinical perspective with major torso trauma. J Trauma 31: 629–638
159. Morgan JD (1959) Blood supply of growing rabbits tibia. J Bone Joint Surg (Br) 41: 185–203
160. Müller C (1993) Effect of flexible drive diameter and reamer design on the increase of pressure in the medullary cavity during reaming. Injury 24/3: 40–47
161. Müller C (1993) Influence of the compression force on the intramedullary pressure development in reaming of the femoral medullary cavity. Injury 24/3: 36–39
162. Müller C (1993) Intramedullary pressure, strain on the diaphysis and increase in cortical temperature when reaming the femoral medullary cavity. Injury 24/3: 22–30
163. Müller C (1993) Extent of bluntness and damage to reamers from hospitals. Injury 24/3: 31–35
164. Murray JF (1977) Mechanisms of acute respiratory failure. Am Rev Respir Dis 115: 1071–1078
164a. Nast-Kolb D (1997) Marknagelung beim Polytrauma – Für und Wider der Frühversorgung. Unfallchirurg 100: 80–84
165. Nast-Kolb D, Waydhas C, Jochum M, Spannagl M, Duswald K-H, Schweiberer L (1990) Günstigster Operationszeitpunkt für die Versorgung von Femurschaftfrakturen beim Polytrauma. Chirurg 61: 259–265
165a. Nast-Kolb D, Jochum M, Waydhas C, Schweiberer L (1991) Die klinische Wertigkeit biochemischer Faktoren beim Polytrauma. Hefte Unfallheilkd 215:1
166. Nather S, Susani F (1927) Über den Nachweis der Fettembolie nach schweren Traumen, insbesondere bei Knochenbrüchen. Zentralbl Chir 19: 1176–1181
167. Nauck ET, Bolck L: Extremitätenskelett der Tetrapoden. In: Nauck ET (Hrsg) Handbuch der vergleichenden Anatomie der Wirbeltiere. Urban & Schwarzenberg, Berlin, 183–231
168. Nerlich ML, Wisner D, Albes J, Sturm JA (1985) Pulmonary effects of bone marrow fat and endotoxemia in sheep. Circ Shock 13: 55
169a. Neudeck F, Obertacke U, Wozasek G, Thurnher M, Schmidt Neuerburg KP, Schlag G (1994) Experimentelle Untersuchungen zur intramedullären Druckentwicklung und Fettembolisation.

9 Literatur

Pathologische Konsequenzen verschiedener Osteosyntheseverfahren beim Polytraumatisierten, Teil I: Experimentelle Untersuchungen. Aktuel Traumatol 24: 114

169b. Neudeck F, Wozasek GE, Obertacke V, Thurnher M, Schlag G (1996) Nailing versus plating in Thoracic trauma: an experimental study in sheep. J Trauma 40,6: 980 – 84
170. Niden AH, Aviado DM (1956) Effects of pulmonary embolism on the pulmonary circulation with special references to arteriovenous shunts in the lung. Circ Res 4: 67 – 72
171. Nöller F (1965) Traumatischer Schock und Fettembolie. Zentralbl Chir 90: 1060-1067
172. Nutz V (1988) Die unterschiedliche Durchblutungswertigkeit verschiedener Femurschaftregionen – Experimentelle Untersuchungen am Kaninchen. Langenbecks Arch Chir 373: 206 – 213
173. Nuytinck JK, Goris RJA, Weerts JG, Schillings PH, Stekhoven JH (1986) Acute generalized microvascular injury by activated complement and hypoxia: the basis of the adult respiratory distress syndrome and multiple organ failure? Br J Exp Pathol 67/4: 548 – 554
174. Nuytinck JKS, Offermans XJM, Kubat K, Goris RJA (1988) Whole body inflammation in trauma patients – an autopsy study. Arch Surg 123: 1519 – 1524
175. Obertacke U (1993) Lokale und systemische Reaktionen nach Lungenkontusion – Eine experimentelle und klinische Studie. Habilitationsschrift, Universitätsklinikum Essen
176. Obertacke U, Kleinschmidt C, Dresing K, Bardenheuer M, Bruch J (1993) Wiederholbare Routinebestimmung der pulmonal-mikrovaskulären Permeabilität nach Polytrauma. Unfallchirurg 96: 142 – 149
177. Oedekoven G, Ascherl R, Langhammer H, Güssregen B, Scherer M, Blümel G (1992) Die unaufgebohrte Marknagelung: Vorteile bei der corticalen und medullären Vascularisation? Experimentelle Untersuchungen am Hund. Chir For Exp Klin Forsch 73 – 76
178. Oestern HJ (1980) Eine klinische und experimentelle Studie zur Pathogenese, prognostischen und therapeutischen Wertigkeit früher kardiopulmonaler Veränderungen nach schwerem traumatischen Schock. Habilitationsschrift, Medizinische Hochschule Hannover
179. Oestern H-J, Tscherne H, Sturm J, Nerlich M (1985) Möglichkeiten zur Klassifizierung von Verletzungen beim Polytraumatisierten. Unfallchirurg 88: 465 – 472
180. Oettinger W, Bach A (1984) Thromboxanfreisetzung während intramedullärer Nagelung von Femurschaftfrakturen bei Patienten. Chir Forum 233
181. Olerud S (1987) The effects of intramedullary reaming. In: The science and practic of intramedullary nailing. Lea & Febiger, Philadelphia, pp 54 – 91
182. Oppenheimer L, Craven KD, Forkert L, Wood LDH (1979) Pathophysiology of pulmonary contusion in dogs. J Appl Physiol 47: 718 – 728
183. Pahud B, Vasey H (1987) Delayed internal fixation of femoral shaft fractures – is there an advantage? J Bone Joint Surg (Br) 69: 391 – 394
184. Pahuja K, Chand K (1976) Fatal fat embolism associated with polymethyl methacrylate bone cement. Int Surg 61/1: 19 – 22
185. Palmovic V, McCarroll JR (1965) Fat embolism in Trauma. Arch Pathol 80: 630 – 635
186. Pape H-C, Dwenger A, Regel G, Jonas M, Krumm K, Schweitzer G, Sturm JA (1991) Hat die Lunge und allgemeine Verletzungsschwere einen Einfluß auf die Lungenfunktion nach Oberschenkelmarknagelung? – Ein tierexperimentelles Modell. Unfallchirurg 94: 381 – 389
187. Pape H-C, Regel G, Tscherne H (1992) Ist das posttraumatische Nierenversagen therapeutisch zu beeinflussen? Unfallchirurg 95: 419 – 425
188. Pape H-C, Dwenger A, Regel G et al. (1992) Pulmonary damage after intramedullary femoral nailing in traumatized sheep – is there an effect of different nailing methods? J Trauma 33/4: 574 – 581
189. Pape H-C, Aufm'kolck M, Paffrath T, Regel G, Sturm JA, Tscherne H (1993) Primary intramedullary fixation in multiple trauma patients with associated lung contusion – a cause of posttraumatic ARDS? J Trauma 34/4: 540 – 48
190. Pape H-C, Regel G, Dwenger A, Sturm JA, Tscherne H (1993) Influence of thoracic trauma and primary femoral intramedullary nailing on the incidence of ARDS in multiple trauma patients. Injury 24/3: 82 – 103
191. Pape H-C, Dwenger A, Kotzerke J, Znidar S, Regel G (1993) Capacity of RES function and of circulating neutrophils in multiple trauma patients. Circ Shock 1: 10-11
192. Pape H-C, Dwenger A, Regel G, Schweitzer G, Remmers D, Pape D, Sturm JA (1993) Haemorrhagic shock, endotoxin and complement activation induce late organ failure in sheep. Theor Surg 8: 21 – 28
193. Pape H-C, Regel D, Dwenger A et al. (1993) Influences of different methods of intramedullary femoral nailing on lung function in patients with multiple trauma. J Trauma 35/5: 709 – 715
194. Pape H-C, Regel G, Dwenger A, Tscherne H (1993) Beeinflußt der Zeitpunkt der Sekundäroperation die Prognose des polytraumatisierten Patienten? Hefte Z Unfallchir 232: 86 – 88
195. Pape H-C, Regel G, Borgmann W, Sturm JA, Tscherne H (1994) The effect of kinetic positioning

on lung function and pulmonary hemodynamics in posttraumatic ARDS – a clinical study. Injury 25/1: 51 – 57
196. Pape H-C, Dwenger A, Regel G et al. (1994) Increased gut permeability after multiple Trauma. Br J Surg 81: 850 – 852
197. Pape H-C, Remmers D, Kleemann W, Goris JA, Regel G, Tscherne H (1994) Posttraumatic multiple organ failure – a report on clinical and autopsy findings. Shock 2/3: 228 – 234
198. Pape H-C, Dwenger A, Grotz M et al. (1994) Does the reamer type influence the degree of lung dysfunction after femoral nailing following severe trauma? J Orthop Trauma 8/4: 300 – 309
199. Pape H-C, Dwenger A, Regel G, Schweitzer G, Remmers D, Pape D, Sturm JA (1994) Pulmonary damage after recurrent administration of endotoxin and zymosan activated plasma – a sheep model. Theor Surg 9: 82 – 89
200. Pape H-C, Kleemann W, Regel G, Goris RJA, Tscherne H (1994) Organ response after severe trauma – a comparison between clinical and morphological patterns. JEUR 7: 13 – 20
201. Pape H-C, Regel G, Grotz M, Borgmann W, Mehler D, Tscherne H (1994) Kinetische Lagerung beim posttraumatischen Lungenversagen – pathogenetische Gesichtspunkte und Möglichkeiten des Monitoring. Anaest Int 35: 89 – 96
202. Pape H-C, Regel G, Dwenger A, Grotz M, Remmers D, Tscherne H (1995) The risk of early intramedullary nailing of long bone fractures in multiply traumatized patients. Compl Orthop 10, 1: 15 – 23
203. Pape H-C, Zwipp H, Regel G, Hoffmann M, Maschek H, Tscherne H (1995) Chronische therapierefraktäre Osteomyelitis langer Röhrenknochen – Möglichkeiten und Risiken der Markraumbohrung. Unfallchirurg 98: 139 – 144
203a. Pape H-C, Regel G, Tscherne H (1996) Local and systemic effects of fat embolization after intramedullary reaming and its influence by cofactors. Tech Orthop 11/1: 2 – 13
203b. Pape H-C, Regel G, Tscherne H (1996) Controversies regarding fracture management in the patient with multiple trauma. Curr Opin Crit Care 2: 295 – 303
203c. Pape H-C, Regel G, Tscherne H (1996) Pulmonary complications after intramedullary stabilization of the femur. In: Browner B (ed) The science and practice of intramedullary nailing. Williams & Wilkins, New York, pp 77 – 88
203d. Pape H-C, Krettek C, Maschek H J, Regel G, Tscherne H (1996) Fatal pulmonary embolization of the femoral medullary cavity in sclerozing osteomyelitis. J Orth Trauma 10,6: 429 – 432
204. Parker FB, Wax SD, Kusajima K, Webb WR (1974) Hemodynamic and pathological findings in experimental fat embolism. Arch Surg 108: 70 – 74
205. Pearce ML, Yamashita J, Beazell J (1965) Measurement of pulmonary edema. Circ Res 16:482 – 488
206. Pell A, Hughes D, Keating J, Christie J, Busuttil A, Sutherland GR: Brief report: fulminating fat embolism syndrome caused by paradoxical embolism through a patent foramen ovale. New Engl J Med 329/13: 926 – 929
207. Pell A, Christie J, Keating JF, Sutherland GR (1993) The detection of fat embolism by transoesophageal echocardiography during reamed intramedullary nailing. J Bone Joint Surg (Br) 75: 921 – 925
208. Pellias ME, Townsend MC, Flancbaum L (1992) Long bone fractures predispose to pulmonary dysfunction in blunt chest trauma despite early operative fixation. Surgery 111: 576 – 579
209. Peltier LF (1952) Fat embolism following intramedullary nailing. Surgery 32: 71 – 78
210. Peltier LF (1955) Fat embolism: The failure of lipemia to potentiate the degree of fat embolism accompanying fractures of the femur in rabbits. Surgery 38: 720 – 22
211. Peltier LF (1956) Fat Embolism I. The amount of fat in human long bones. Surgery 40/4: 657 – 660
212. Peltier LF (1956) Fat embolism. The prophylactic value of a tourniquet. J Bone Joint Surg (Am) 38: 835 – 840
213. Peltier LF (1956) Fat Embolism III, The toxic of neutral fat and free fatty acids. Surgery 40/4: 665 – 670
214. Pepe PE, Potkin RT, Holtmann D, Hudson LD, Carrico CJ (1982) Clinical predictors of the adult respiratory distress syndrome. Am J Surg 144: 124 – 129
215. Peter RF (1993) Influence of the reamer shape on intraosseous pressure during closed intramedullary nailing of the unbroken femur. Injury 24/3: 48 – 55
216. Petersmann H (1976) Fettembolie – eine Komplikation bei Mehrfachfrakturen. MMW 118/44: 1435 – 1436
217. Pfister U, Rahn BA, Perren SM, Weller S (1979) Vaskularität und Knochenumbau nach Marknagelung langer Röhrenknochen – Experimentelle Untersuchungen an der Schafstibia. Akt Traumatol 9: 191 – 195
218. Pinilla JC (1982) Acute respiratory failure in severe blunt chest trauma. J Trauma 22: 221 – 226
219. Powell JN, McGrath PJ, Lahiri SK, Hill P (1970) Cardiac arrest associated with bone cement. Br Med J 3: 326 – 331
220. Price KC, Hata D, Smith JR (1955) Pulmonary Vasomotion Resulting from miliary Embolism of the Lungs. Am J Physiol 182: 183 – 191

9 Literatur

221. Rabinowitz JL, Gregg JR, Nixon JE, Schumacher HR (1979) Lipid composition of the tissues of human knee joints I. Observations in normal joints. Clin Orthop Relat Res 143: 260–265
222. Raschke E, Schaal HJ (1970) Über die Fettembolie bei Extremitätenfrakturen mit Berücksichtigung des Krankengutes der Chirurgischen Universitätsklinik Bonn von 1928–1967. Ergeb Chir Orthop 53: 99–144
223. Regel G, Dwenger A, Seidel J, Nerlich ML, Tscherne H (1987) Die Bedeutung der neutrophilen Granulozyten bei der Entstehung des posttraumatischen Lungenversagens. Unfallchirurg 90: 99–105
224. Regel G, Nerlich ML, Dwenger A, Seidel J, Schmidt C, Sturm JA (1989) Induction of pulmonary injury by polymorphonuclear leucocytes after bone marrow fat injection and endotoxemia: a sheep model. Theor Surg 4: 22–30
225. Regel G, Sturm JA, Pneumann C, Schüler S, Tscherne H (1989) Occlusion of bronchopleural fistula after lung injury – a new treatment by bronchoscopy. J Trauma 29/2: 33–38
226. Regel G, Seekamp A, Aebert H, Wegener G, Sturm JA (1990) Bronchoscopy in severe blunt chest trauma. Surg Endosc 4: 31–35
227. Regel G, Sturm JA, Pape HC, Gratz KF, Tscherne H (1991) Das Multiorganversagen. Unfallchirurg 94: 487–497
228. Regel G, Lobenhoffer Ph, Lehmann U, Pape H-C, Pohlemann T, Tscherne H (1993) Ergebnisse in der Behandlung Polytraumatisierter – eine vergleichende Analyse von 3406 Fällen zwischen 1972 und 1991. Unfallchirurg 96: 350–362
229. Reizel G, Seekamp A, Takacs J, Bauch S, Sturm JA, Tscherne H (1993) Rehabilitation und Reintegration polytraumatisierter Patienten. Unfallchirurg 96: 341–349
230. Rehm J (1956) Druckmessungen im Knochenmarksraum und Bestimmung des Gesamtfettgehaltes in den abführenden Venen bei Küntschernagelung. Langenbecks Arch Klin Chir 283: 452–455
231. Rehm J (1957) Experimentelle Untersuchungen zur Entstehung der Fettembolie beim Knochenbruch. Dtsch Z Chir 285: 230–235
232. Reikeras O (1987) Cardiovascular reactions to intramedullary reaming of long bones in dogs. Acta Anaesthesiol Scand 31: 48–51
233. Renne J, Wuthier R, House E, Cancro JC, Hoaglund FT (1978) Fat macroglobulemia caused by fractures or total hip replacement. J Bone Joint Surg 60: 613–618
233a. Reynolds MA, Richardson JD, Spain DA, Seligson D, Wilson MA, Miller FB (1995) Is timing of fracture fixation important for the patient with multiple trauma ? Ann Surg 222: 470–481
234. Ribbert H (1900) Zur Fettembolie. Dtsch Med Wochenschr 26: 419–421
235. Rice DP, Mackenzie EJ (1989) Cost of injury in the Inited States: A report to congress. Centers for disease control. Natl Academy Press
236. Riska EB, Bonsdorff H, Hakkinen S, Jaroma H, Kiviluoto O, Paavilainen T (1977) Primary operative fixation of long bone fractures in patients with multiple injuries. J Trauma 17: 111–121
236a. Rogers FB, Shackford SR, Vane DW, Kaups KL, Harris F (1994) Prompt fixation of isolated femur fractures in a rural trauma center: a study examining the timing of fixation and resource allocation. J Trauma 36: 774–777
237. Rücken W (1956) Tödliche Fettembolie nach Marknagelung. Z Unfallmed Berufskrankh 49: 209
238. Ryan US, Frokjaer-Jensen J (1985) Pulmonary endothelium and processing of plasma solutes: Structure and Function In: Said SI (ed) The pulmonary circulation and acute lung injury. Futura Publ Mount Kisko, pp 37–60
239. Saldeen T (1969) Intravascular coagulation in the lungs in experimental fat embolism. Acta Chir Scand 135: 653–662
240. Schäfer JH, Mittermayer C, Ebmeier K, Scheele C, Spänle K (1975) Histologische und biochemische Veränderungen der Lunge in Abhängigkeit von der Überlebenszeit nach einer Oberschenkelfraktur beim Hund. Langenbecks Arch Chir Suppl Chir Forum: 221–224
241. Schild HH, Strunk H, Weber W, Stoerkel S, Doll G, Hein K, Weitz M (1989) Pulmonary Contusion: CT vs Plain Radiograms. J Comput Assist Tomogr 13: 417–420
242. Schlag G, Schliep H-J, Dingeldein E, Grieben A, Ringsdorf W (1976) Sind intraoperative Kreislaufkomplikationen bei Alloarthroplastiken des Hüftgelenks durch Methylmethacrylat bedingt? Anaesthesist 25: 60–67
243. Schlag G, Voigt WH, Schnells G, Glatzl A (1976) Die Ultrastruktur der menschlichen Lunge im Schock. I. Anästhesist 25: 512–521
244. Schmidt RF, Thews G (Hrsg) (1980) Funktionen des Gefäßsystems. In: Physiologie des Menschen. Springer, Berlin Heidelberg New York, S 87–192
245. Schmidt-Nielson K (1975) Resipiratory in air: mammalian lungs. In: Miller F (ed) Animal Physiology-Adaptation and Environment. Cambridge University Press, New York, pp 36–43
246. Schüller W, Gaudernak T (1986) Lungenkomplikationen nach Oberschenkelmarknagelung. Hefte Unfallheilkd 182: 273–278

247. Scriba J (1880) Untersuchungen über Fettembolie. Dtsch Z Chir 12: 118–220
248. Seekamp A, Dwenger A, Regel G, Sturm JA (1991) The Three-Compartment Model in Sheep: The Effect of Recurrent Endotoxemia on Endothelial and Epithelial Permeability in the Lung. In: Sturm J (ed) Adult respiratory distress syndrome. Springer, Berlin Heidelberg New York Tokyo, pp 308–320
249. Seibel R, LaDuca J, Hassett JM, Babikian G, Mills B, Border DO, Border RJ (1985) Blunt multiple trauma (ISS 36), femur traction, and the pulmonary failure-septic state. Ann Surg 202: 283–295
250. Shaw NE (1964) Observations on the physiology of the circulation in bones. Ann Roy Col Surg Engl 214–233
251. Smith JEM (1964) The results of early and delayed internal fixation of fractures of the shaft of the femur. J Bone Joint Surg (Br) 46: 28–32
252. Starling EH (1896) On the absorption of fluids from connective tissue spaces. J Physiol 19: 312–326
253. Staub NC (1974) Pulmonary Edema. Physiol Rev 54: 678
254. Staub NC (1980) The pathogenesis of pulmonary edema. Progr Cardiovasc Dis 23: 53–80
255. Stein AH, Morgan HC, Reynolds FC (1957) Variations in normal bone marrow pressures. J Bone Joint Surg (Am) 39: 1129–1134
256. Stein M, Forkner CE, Robin Ed, Wessler S (1961) Gas exchanges after autologous pulmonary embolism in dogs. J Appl Physiol 16/3: 488–492
257. Steinberg B, Mundy CS (1936) Experimental pulmonary embolism and infarction. Arch Pathol 22: 529–542
258. Stellin G (1991) Survival in trauma victims with pulmonary contusion. Am Surg 57: 780
259. Sternberg H, Tamari M (1928) Über den Einfluß der funktionellen Narkose und mechanischen Hirnausschaltung auf die Lungenkapillaren. Arch Exp Pathol 136: 34–41
260. Strecker W (1993) Thromboxane: Cofactor of pulmonary disturbance in intramedullary nailing. Injury 24/3: 68–72
261. Sturm JA (1983) Experimentelle Untersuchung zur posttraumatischen Permeabilitätsschädigung der Lungenkapillaren und zum Einfluß unterschiedlicher Volumentherapeutika auf die Flüssigkeitsverteilung der Lunge. Med. Hochschule Hannover, Habilitationsschrift
262. Sturm JA (ed) (1991) Introduction. In: Adult respiratory distress syndrome. Springer, Berlin Heidelberg New York Tokyo, pp 1–4
263. Sturm JA, Lewis FR, Trentz O, Tscherne H (1979) Cardiopulmonary parameters and prognosis after severe multiple trauma. J Trauma 19/5: 409–418
264. Sturm JA, Wisner D, Oestern HJ (1986) Increased lung permeability after trauma – a prospective clinical study. J Trauma 26/5: 409–419
265. Stürmer KM, Schuchardt W (1980) Neue Aspekte der gedeckten Marknagelung und des Aufbohrens der Markhöhle im Tierexperiment. I. Die Tibia als Tiermodell für die Marknagelung. Unfallheilkunde 83: 341–345
266. Stürmer KM, Schuchardt W (1980) Neue Aspekte der gedeckten Marknagelung und des Aufbohrens im Tierexperiment – II. Der intramedulläre Druck beim Aufbohren der Markhöhle. Unfallheilkunde 83: 346–352
267. Stürmer KM, Schuchardt W (1980) Neue Aspekte der gedeckten Marknagelung und des Aufbohrens im Tierexperiment – III. Knochenheilung, Gefäßversorgung und Knochenumbau. Unfallheilkunde 83: 433–445
268. Svartling N (1988) Detection of embolized material in the right atrium during cementation in hip arthroplasty. Acta Anaesthesiol Scand 32: 203–208
269. Svennevig JL, Bugge-Asperheim B, Geiran O, Vaage J, Pillgram-Larsen J, Fjeld NB, Birkeland S (1985) High-dose corticosteroids in thoracic trauma. Acta Chir Scand 526: 110–119
270. Svennevig JL, Vaage J, Westheim A, Hafsahl G, Refsum HE (1989) Late sequelae of lung contusion. Injury 20: 253–256
271. Tavassoli M, Houchin DN, Jacobs P (1977) Fatty acid composition of adipose cells in red and yellow marrow: A possible determinant of haematopoietic potential. Scand J Haematol 18/1: 47–53
272. Teasdale G, Jennett B (1974) Assessment of coma and impaired consciousness: a practical scale. Lancet 32: 81–84
273. Thomas TA, Sutherland IC, Waterhouse TD (1971) Cold curing acrylic bone cement. Anaesthesia 26: 298–303
274. Trentz O, Kossmann T, Stocker R (1993) Early fracture fixation in polytrauma: rationale and concept. 4. Wiener Schockgespräche (pers. Mitteilungen)
275. Trueta J (1955) Vascular changes caused by the Küntscher type of nailing. J Bone Joint Surg (Br) 37/3: 492–505
276. Trueta J, Caladias AX (1964) A study of the blood supply of the long bones. Surg Gynecol Obstet 118/3: 485–498

277. Tscherne H (1983) Osteosynthesis of major fractures in polytrauma. World J Surg 7: 80–87
278. Tscherne H, Schreyer H, Magerl F (1967) Pulmonale und kardiale Röntgenbefunde bei traumatischer Fettembolie. Fortschr Röntgenstr 106: 703–710
279. Tscherne H, Regel G, Sturm JA, Friedl HP (1987) Schweregrad und Prioritäten bei Mehrfachverletzten. Chirurg 58: 631–640
280. Van Os JP, Roumen RMH, Schoots FJ, Heystraten MJ, Goris RJA (1994) Is early osteosynthesis safe in multiple trauma patients with severe thoracic trauma and pulmonary contusion. J Trauma 36/4: 495–499
281. Vance BM (1931) The significance of fat embolism. Arch Surg 23: 426
282. Viano DC (1978) Evaluation of biomechanical response and potential injury from thoracic impact. Aviat Space Environ Med 49: 125
283. Vogel W (1931) Über den Fettnachweis im Harn nach Knochenbrüchen und Operationen. Dtsch Z Chir 231: 242–248
284. Wagner RB, Crawford WO, Schimpf PP (1988) Classification of parenchymal injuries of the lung. Radiology 167: 77–82
285. Watkins WD, Huettemeier PC, Kong D (1970) Thromboxane and pulmonary hypertension following E. coli endotoxin infusion in sheep: effect of an imidazole derivative. Prostaglandins 23/3: 273–285
286. Watson AJ (1970) Genesis of fat emboli. J Clin Pathol 23: 132–142
287. Watts DT: Arterial blood epinephrine levels during hemorrhagic hypotension in dogs. Am J Physiol 184: 271–274
287a. Waydhas C, Nast-Kolb D, Kick M et al. (1993) Operationstrauma Wirbelsäule in der Behandlung polytraumatisierter Patienten. Unfallchirurg 96: 62–65
287b. Waydhas C, Nast-Kolb D, Kick M, Schweiberer L (1995) Postoperative Homöostasestörung nach unterschiedlich großen unfallchirurgischen Eingriffen beim Polytrauma. Unfallchirurg 98: 455
287c. Waydhas C, Nast-Kolb D, Kick M, Schweiberer L (1996) Posttraumatic inflammatory response, secondary operations and late multiple organ failure. J Trauma 624–631
288. Wehner W (Hrsg) (1968) Ablauf der experimentellen Fettembolie. In: Die Fettembolie. VEB, Berlin
289. Weidner MG, Light RA (1958) Role of the autonomic nervous system in the control of the pulmonary vascular bed III. Further studies in experimental pulmonary embolism. Ann Surg 147: 895
290. Wenda K (1988a) Untersuchungen zur Genese und Prophylaxe von Kreislaufkomplikationen bei Operationen im Bereich der Markhöhle der Oberschenkels. Habilitationsschrift, Johannes Gutenberg Universität Mainz
291. Wenda K, Ritter G, Degreif J (1988) Zur Genese pulmonaler Komplikationen nach Marknagelostheosynthesen. Unfallchirurg 91: 432–435
292. Wenda K, Ritter G, Ahlers J, Issendorf WD von (1990) Nachweis und Effekte von Knochenmarkeinschwemmungen bei Operationen im Bereich der Femurmarkhöhle. Unfallchirurg 93: 56–61
293. Wenda K, Degreif J, Runkel M, Ritter G (1993) Pathogenesis and prophylaxis of circulatory reactions during total hip replacement. Arch Orthop Trauma Surg 112: 260–265
294. Wenda K, Runkel M, Degreif J, Ritter G (1993) Pathogenesis and clinical relevance of bone marrow embolism in medullary nailing – demonstrated by intraoperative echocardiography. Injury 24/3: 73–81
294a. Wenda K, Runkel M, Rudig L, Degreit J (1995) Einfluß der Knochenmarkembolisation auf die Verfahrenswahl bei der Stabilisierung von Femurfrakturen. Orthopäde 24, 2: 151–164
295. West GC, Shaw DL (1975) Fatty acid composition of dall sheep bone marrow. Comp Biochem Physiol 50: 599–601
296. Whitaker AN, McKay DG, Csavossy I (1969) Studies of catecholamine shock. Am J Pathol 56: 153–173
297. Wickstrom J, Corban MS (1967) Intramedullary fixation for fractures of the femoral shaft. J Trauma 7: 551–583
298. Wilber MC, Evans EB (1978) Fractures of the femoral shaft treated surgically. J Bone Joint Surg (Am) 60: 489–491
299. Winquist R (1993) To ream or not to ream: Closed femoral fractures. Speciality day, Orthopedic American Association of Orthopedic Surgeons, San Francisco
300. Winquist RA, Hansen ST, Clawson DK (1984) Closed intramedullary nailing of femoral fractures. J Bone Joint Surg (Am) 66: 529–539
301. Wozasek GE, Simon P, Redl H, Schlag G (1994) Intramedullary pressure changes and fat intravasation during intramedullary nailing: an experimental study in sheep. J Trauma 36/2: 202–207
302. Wozasek GE, Thurnher M, Redl H, Schlag G (1994) Pulmonary reaction during intramedullary fracture management in traumatic shock – An experimental study. J Trauma 37/2: 249–254

303. Young JS, Griffith HD (1950) Dynamics of parenchymatous embolism in relation to dissemination of malignant tumors. J Pathol Bact 62: 293–311
304. Zenker FA (1862) Beiträge zur normalen und pathologischen Anatomie der Lunge. Dresden
305. Zichner L: Zur Bedeutung der Spongiosa- und Knochenmarksembolie in die Lunge. Langenbecks Arch Chir 326: 367–379

Sachverzeichnis

A-a-Gradient 100
A. nutritia 10, 100
Airbags 48
Alloarthoplastik 22
Aortenruptur 42
ARDS 2, 3, 4, 31, 35, 48-50, 97, 107
– Definition 39, 90
– Inzidenz 107
– Schocklunge 8
Aufbohrsystem 108
Autoaggression 33

BAL siehe bronchoalveoläre Lavage
Beatmungsdauer 44
Beckenbrüche, schwere 5
Bergungszeit (min) 41, 46
Bezold-Jarisch-Reflex 19
Blutdruckabfall 6
Blutgasanalyse 90, 104
Blutkonserven 48
Bluttransfusionen 51
Blutversorgung des Femur 10
– Blutfluß 12
– Kapazität 12
– Poolfunktion 11, 12
– Shuntfunktion 12, 13
– venöse 11
Bohrersystem 107
Bohrwelle 16
Borderline-Patient
– Kriterien 105
– Verletzungsmuster 102
– Verletzungsschwere 102
Borderlinesituation 105
Bronchoalveoläre Lavage (BAL) 8, 103

Cephalin 9
Chemilumineszenz (CL) 63, 71, 75, 91, 97
– in-vitro-Erschöpfungszustand 97
Cholesterin 9
CL siehe Chemilumineszenz
Cournand-Euler-Mechanismus 19
CT, thorakales 103, 104
Cyclooxygenase 34

Darmperforation 42

11-dehydro-Thromboxan-B_2 64
Druck
– intramedullärer 87
– mikrovaskulärer 61, 68, 75
– mittlerer arterieller 60
– zentralvenöser 91
Ductus thoracicus 56
Dyspnoe 17

Echokardiographie 87
Einschwemmung 107
– in das Gefäßsystem 14
Elastase 8, 91, 95
Embolie
– paradoxe 6
– zerebrale 17
Embolisierung
– Histologie 69
ET (Endotoxin) 82
EVLW 53
Extrasystole 22

Femurnagelung
– aufgebohrte 91
– unaufgebohrte 91
Fettembolie 17
– akute intraoperative 5
Fettemboliesyndrom 3, 5, 28, 29, 35
– Einschwemmungs-Theorie 30
– endokrine Veränderung 31
– physikochemische Theorie 30
– respiratorische Form 29
– Störungen der Gerinnung 31
– zerebrale Form 29
FFS siehe freie Fettsäure
Fixateur externe 98
Foramen ovale, offenes 6
Freie Fettsäure (FFS) 9, 21, 82

Gerinnungskaskade 101
Glasgow Coma Scale 38

Hämodynamik, pulmonale 108
Hämorrhagischer Schock 26, 37, 41, 45, 59, 67, 74, 84
Herzindex (HI) 61, 67

Sachverzeichnis

Hochdrucködem 53
Horovitz-Quotient (PaO_2-FiO_2-Quotient) 103
Hydrolasen, lysosomale 26
Hypoxämie 32
Hypoxie 17, 28, 82

In-vitro-Test-Stimulierbarkeit 80
Intensivtherapiedauer 44
Intramedullärer Druck 14, 87
Intubation 90
- prophylaktische 35

Kapillarendothelschaden 26
Kapillarmembran 54
Kapillarschaden, generalisierter 27
Kaskadensysteme 33, 82
Knochenmarksfett 9
Kolloidchemische Theorie 80
Kumulativer Effekt 99

Laktat 8
Laktatdehydrogenase (LDH) 71
Laparotomie 42
LDH siehe Laktatdehydrogenase
Lebereinriß 42
Lecithin 9
Lipämie 26
Lipase 80
Lipoxygenase 34
LK siehe Lungenkontusion
Lunge
- alveoläre Einheit 17
- Embolisierung 79
- feucht-trocken-Verhältnis 78
- Gefäßsystem 17
- intrapulmonale Druckerhöhung 17
- Kapillarfläche 17
- Shuntsystem 17
Lungenkontusion (LK) 8, 35, 51, 74, 84, 103
Lungenlymphe 66
Lungenlymphfistel 55, 64
- Proteinclearance 70
- Proteinquotient 70
Lungenpermeabilitätsschädigung 83
Lungenstrombahn 18
Lungenvolumen 79
Lungenwasser, extravaskuläres 104
Lymph-Plasma-Konzentration 54
Lymphfistelpräparation 55
Lymphfluß 57, 76
Lymphknoten, mediastinale 52
Lysolecithin 9

Major Trauma Outcome Study 48, 49
Marknagelung 107
- aufgebohrte 96
Markraumbohrer
- Bohrkopf 60, 86
- Bohrwelle 60
- intramedulläre Temperatur 87
- Schärfezustand 87
- Schnittfläche 86

Markraumbohrung 68, 108
- Blutverlust 89
- Durchblutungsminderung 88
- ossäre Blutversorgung 100
- retrograde 6
Mediatorfreisetzung 108
Metaphyse 13
Methylmethacrylat 23
Mikrovaskulärer Druck 60, 68, 75
Milzruptur 42
Mittlerer arterieller Druck 60
MOV (Multiples Organversagen) 39

β-N-Acetylglukosaminidase 78
N-Acetylglukosaminidase (NAG) 63, 71, 91, 95
Neutralfett 18
Neutrophile Granulozyten 101
Niereninsuffizienz 39

Oberschenkelmarknagelung (OSMN)
  8, 15, 50, 84, 88, 107
- ARDS-Inzidenz 45
- aufgebohrt 91, 98
- Begleitverletzung 8
- Blutverlust 89
- Frakturkallus 89
- Kompressionskraft 98
- kumulativer Effekt 98
- Mortalität 45
- Operationszeit 89
- Operationszeitpunkt 8
- primäre 38
- sekundäre 38
- unaufgebohrt 88, 89, 91
- Versorgungsverfahren 8
- Volumeneffekt 15, 98
Oberschenkelschaftfraktur 3, 7
- Behandlungskonzept 105
- Fetteinschwemmung 4
- kardiovaskuläre Komplikationen 4
- kardiovaskuläre Störung 5
- pulmonale Zwischenfälle 5
Okklusionstheorie 85
Ölsäure 9, 21
Opsonierung 63
Organversagen, posttraumatisches 2
OSMN (siehe Oberschenkelmarknagelung)
Oxygenierung 97
Oxygenierungsquotient 43, 93
- nach Horovitz 90

Palmitinsäure 9
PaO_2-FiO_2-Quotient (Horovitz-Quotient) 102
Pap 72
Paraffinöl 17
Permeabilität, mikrovaskuläre 51
Permeabilitätsödem 53
Permeabilitätsschaden 54, 87
Phosphatidsäure 9
Phosphatidylserin 9
Phospholipide 9
Plasma, zytosanaktiviertes 82

Sachverzeichnis

Plasmakaskaden 32
Plättchenaggregation 100
Plattenosteosynthese 100
PMNL siehe Polymorphkernige Granulozyten
Pneumonie 44, 46
– Definition 39
Pneumothorax 64
Polymorphkernige Granulozyten (PMNL) 27, 32, 80
– Adhärenz 82
– Bakterizidie 82
– in vitro-Stimulierbarkeit 80
Polytrauma 1
– Minderung der Erwerbsfähigkeit 2
Poolfunktion 14
Posttraumatisches Organversagen 2
Primäroperation 7, 79
Prostaglandine 20
Proteaseinhibitoren 33
Proteinclearance 70, 73
Proteinquotient 70
Pulmonalarteriendruck 19, 23, 86, 91
Pulmonale Compliance 19
Pulmonale Komplikationen 8
Pulmonalvaskulärer Widerstand 61

Rechtsherzdilatation 19
Reperfusionsschaden 26
Retrospektive Untersuchung 50
Rettungszeit (min) 41, 46
Rippenserienfrakturen 43
Röhrenknochen, Venen langer 11

Sauerstoffradikale 34
Schädel-Hirn-Trauma 1, 41
– schweres 38
Schneegestöberphänomen 23
Schock, hämorrhagischer 26, 37, 41, 45, 59, 67, 74, 75, 84
Schockfolgeerkrankung 4
Schockzustände 5
Sekundäroperation 7

Selbstmord 48
Sepsis, Definition 38
Shuntvolumen 19
Sphingomyelin 9
Staubsches Schafmodell 52
Stearinsäure 9
Superoxidradikale 33

Technetium^{99} 22
TG-Spiegel 86
Theorie, kolloidchemische 80
Thorakotomie 42, 55
Thoraxröntgenaufnahme 104
Thoraxtrauma 4, 8, 27, 39
– schweres 96, 105
– Scoringsystem 105
Thorax-Computertomogramm 103
Thromben 97
Thromboplastin 23
Thromboxan 35
Thromboxan-B$_2$-Wert 74
Thromboxanfreisetzung 86
Thrombozyten 23, 34
Thrombozytenzahl 95
Tibia 88
Tibiamarknagelung 98
Tourniquet 13, 25
Triglyceride 9
Triglyceridspiegel, zentralvenöser 73
Trümmerfraktur 16

Untersuchung, retrospektive 50

Vena cava 7, 97
Volumentherapie 59, 105

Weichteilverletzungen 5

Xanthin 26
Xanthinoxidase 33

Zentralvenöser Druck 91

Anhang

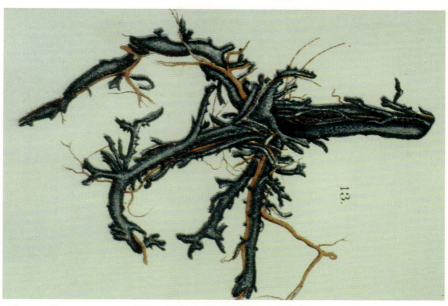

Abb. 3. Isolierter venöser Marksinus. Es zeigt sich deutlich der Größenunterschied zu arteriellen Gefäßen. (Nach Langer [134])

Abb. 4. Horizontaler Schnitt eines venösen Marksinus. Die Verteilung der venösen Gefäße ist dichotomisch. (Nach Langer [134])

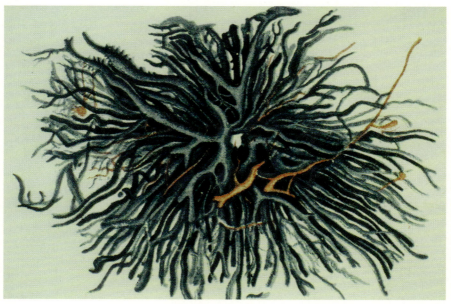

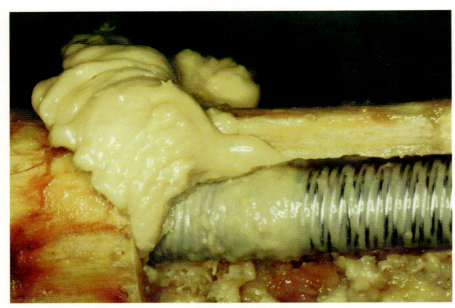

Abb. 7. Volumeneffekt („Stempeleffekt") eines Markraumbohrers am isolierten menschlichen Femurknochen (Zur Verfügung gestellt von Dr. P. Schandelmaier)

Abb. 9. Generalisierte pulmonale Spongiosaembolie mit kompletter Verlegung arterieller und kapilläber Strukturen. Auffällig die Distension der Gefäße. (H.-E. Färbung, Vergrößerung 30fach)

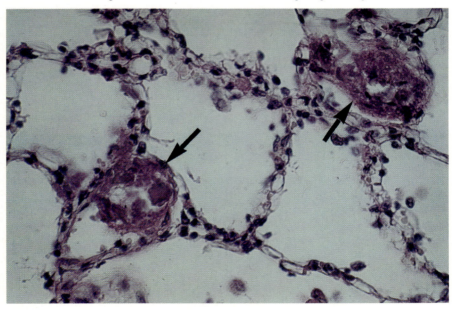

Anhang

127

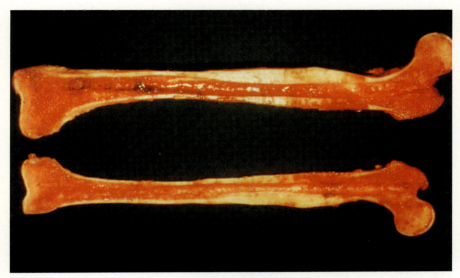

Abb. 10. Längsschnitt durch ein Femurpräparat einer Patientin nach Markraumbohrung bei sklerosierender Osteomyelitis

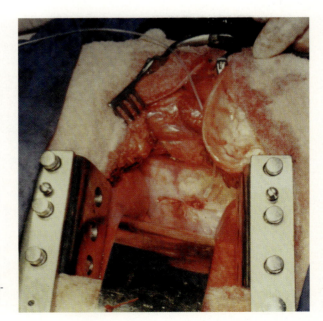

Abb. 23. Intraoperativer Situs nach Einbringen des Lymphkatheters, vor Anlage der Sicherheitsligaturen

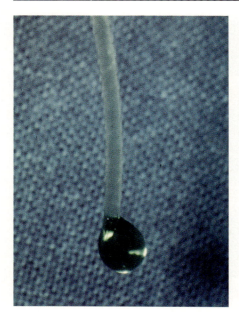

Abb. 24. Gewinnung klarer Lymphe unmittelbar nach Thoraxverschluß

Abb. 26. Histologische Aufarbeitung eines Lungenpräparates im kontusionierten Bereich. Deutlich sichtbare Strukturverdichtung und Auflösung des Alveolärraums (rechter Mittellappen, Masson Goldmann 30fach)

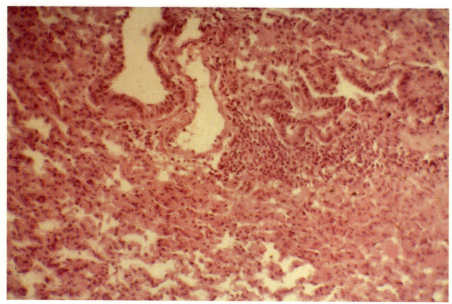

Anhang

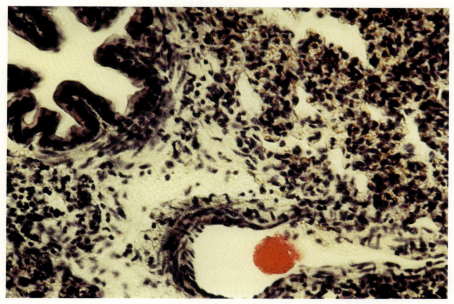

Abb. 37. Histologische Aufarbeitung eines Lungenpräparates mit intravaskulärem Fettnachweis; Gruppe $SL_{B(AO)}$ (Sudan, 30fach)

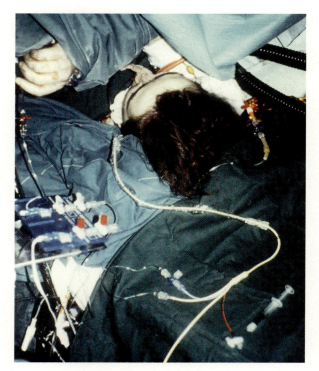

Abb. 53. Patientin während OSMN; pulmonalarterieller Katheter in situ

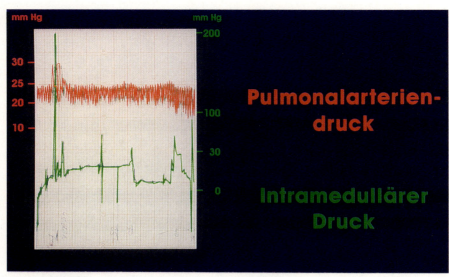

Abb. 56. Simultane Aufzeichnung intramedullärer und pulmonalarterieller Druckänderungen eines Patienten der Gruppe AFN bei Markraumbohrungen. Die stärkste Druckerhöhung fand sich regelmäßig bei der 1. Bohrung

Springer und Umwelt

Als internationaler wissenschaftlicher Verlag sind wir uns unserer besonderen Verpflichtung der Umwelt gegenüber bewußt und beziehen umweltorientierte Grundsätze in Unternehmensentscheidungen mit ein. Von unseren Geschäftspartnern (Druckereien, Papierfabriken, Verpackungsherstellern usw.) verlangen wir, daß sie sowohl beim Herstellungsprozess selbst als auch beim Einsatz der zur Verwendung kommenden Materialien ökologische Gesichtspunkte berücksichtigen.

Das für dieses Buch verwendete Papier ist aus chlorfrei bzw. chlorarm hergestelltem Zellstoff gefertigt und im pH-Wert neutral.

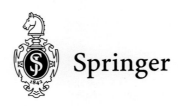

Druck: Saladruck, Berlin
Verarbeitung: Buchbinderei Lüderitz & Bauer, Berlin